脑血管疾病的中西医诊治

杨 静 著

吉林科学技术出版社

图书在版编目（CIP）数据

脑血管疾病的中西医诊治/ 杨静著. -- 长春 :吉林科学技术出版社, 2019.8
ISBN 978-7-5578-5965-7

Ⅰ.①脑… Ⅱ.①杨… Ⅲ.①脑血管疾病-中西医结合-诊疗 Ⅳ.①R742

中国版本图书馆CIP数据核字(2019)第159920号

脑血管疾病的中西医诊治
NAOXUEGUAN JIBING DE ZHONGXIYI ZHENZHI

出 版 人	李　梁
责任编辑	李　征　李红梅
书籍装帧	山东道克图文快印有限公司
封面设计	山东道克图文快印有限公司
开　　本	787mm×1092mm　1/16
字　　数	222千字
印　　张	9.5
印　　数	3000册
版　　次	2019年8月第1版
印　　次	2019年8月第1次印刷
出　　版	吉林科学技术出版社
发　　行	吉林科学技术出版社
地　　址	长春市福祉大路5788号出版集团A座
邮　　编	130000
发行部电话/传真	0431-81629529　81629530　81629531
	81629532　81629533　81629534
储运部电话	0431-86059116
编辑部电话	0431-81629508
网　　址	http://www.jlstp.net
印　　刷	山东道克图文快印有限公司
书　　号	ISBN 978-7-5578-5965-7
定　　价	98.00元

前 言

近年来随着经济的发展,物质生活提高,老百姓们的日子过得越来越好,但是,心脑血管疾病的发病率也在逐年上升。与神经系统疾病相似,心脑血管疾病亦是重要的慢性病之一,具有随年龄的增长发病率上升的趋势。环境的恶化、多油多脂的饮食结构以及长时间、高强度工作、少运动的生活方式亦导致心脑血管疾病发病率上升。

本书选择心脑血管常见疾病,按中医、中西医结合的理论进行系统地阐述,深入探讨中医对该病病因病机的认识,并介绍编者的临床经验及独特见解。从辨证与辨病相结合的角度,结合临床实际,总结疾病的病机规律,就疾病的辨证及治疗原则、辨证分型、治法方药、常用药对、辨证要诀或临证要点等几个方面进行阐述。

由于都是在繁忙的工作之余进行编写以及受我们的水平所限,疏漏之处在所难免,恳请读者及同行指正,以供今后修订时完善。

目 录

第一章 脑血管病的中医辨证论治 ……………………………………………… (1)
 第一节 内因(七情) …………………………………………………………… (1)
 第二节 外因 …………………………………………………………………… (2)
 第三节 不内外因 ……………………………………………………………… (4)

第二章 脑血管病临床常用药物 ………………………………………………… (5)
 第一节 中枢兴奋药 …………………………………………………………… (5)
 第二节 镇静、催眠、抗惊厥药 ………………………………………………… (10)
 第三节 抗精神病药 …………………………………………………………… (15)
 第四节 抗抑郁症药 …………………………………………………………… (20)
 第五节 抗癫痫药 ……………………………………………………………… (26)

第三章 脑血管病的护理与中医养生 …………………………………………… (31)
 第一节 脑血管病的护理 ……………………………………………………… (31)
 第二节 中医养生 ……………………………………………………………… (39)

第四章 脑血管病的康复 ………………………………………………………… (45)
 第一节 脑中风的康复概论 …………………………………………………… (45)
 第二节 偏瘫的医疗体育康复 ………………………………………………… (51)
 第三节 高压氧治疗康复 ……………………………………………………… (57)
 第四节 电疗法康复 …………………………………………………………… (59)
 第五节 音乐电疗康复 ………………………………………………………… (65)
 第六节 光线疗法康复 ………………………………………………………… (65)
 第七节 温热疗法康复 ………………………………………………………… (67)
 第八节 磁场疗法 ……………………………………………………………… (70)
 第九节 水疗法 ………………………………………………………………… (71)
 第十节 传统中医康复 ………………………………………………………… (72)

第五章 出血性脑血管病 ………………………………………………………… (76)
 第一节 原发性脑出血 ………………………………………………………… (76)
 第二节 蛛网膜下隙出血概述 ………………………………………………… (86)
 第三节 颅内动脉瘤 …………………………………………………………… (94)
 第四节 脑血管畸形 …………………………………………………………… (103)

第六章　缺血性脑血管病 ……………………………………………………………… (109)

第一节　缺血性脑血管病概论 …………………………………………………… (109)
第二节　短暂性脑缺血发作 ……………………………………………………… (116)
第三节　颈动脉粥样硬化 ………………………………………………………… (121)

第七章　临床较罕见的脑血管病 ………………………………………………… (127)

第一节　年轻人缺血性卒中 ……………………………………………………… (127)
第二节　脑微循环障碍 …………………………………………………………… (134)
第三节　颅内静脉和静脉窦血栓形成 …………………………………………… (136)
第四节　血管性痴呆 ……………………………………………………………… (140)

参考文献 …………………………………………………………………………… (146)

第一章 脑血管病的中医辨证论治

第一节 内因(七情)

七情,即喜、怒、忧、思、悲、恐、惊七种情志表现。这些表现虽然是心理活动的表达,但都是与外界事物接触后产生的,也就是各种事物作用于人的心理活动的表现。这些表现如果是正常而适度的,对人体就没有什么损害;如果超过一定的限度而不能节制,所谓七情过极,就会因此而影响正常的精神活动,即为七情所伤。如"过喜伤心"、"过怒伤肝"等。这些七情过激的因素,对于人体内脏都可能引起功能失调,而导致疾病。在脑血管病的病因上有着极为重要的意义。

一、喜

喜是心情愉快的表现,也是意气和畅的正常表现。如果喜乐无极,超越常度,则心气将会由徐缓而变为涣散,使心气耗散而伤神。因而出现心虚不眠,惊悸,烦躁。肾气乘虚上犯,形成恐惧不安的所谓"喜伤心"。

二、怒

怒是发脾气的表现。肝主怒,肝气旺盛的人,一旦遇到不合己意的事,就往往气愤不平,怒则气上,如《素问·生气通天论篇》说:"大怒则形气绝,而血菀于上,使人薄厥。"肝藏血,大怒气逆,则肝血暴亡;肝主谋虑,谋虑不决,则肝血暗耗。因怒损肝耗血,致阴血亏虚不能濡肝,而肝失所养,则肝火愈旺,更益动肝,而肝血益伤,即所谓"怒伤肝"。

三、忧

忧是情绪低落的表现,或者称为忧愁。忧愁是情志沉郁的状态,如果长期闷闷不舒,气机活动就会受到影响。肺主气,气机闭塞,就会出现胸满心悸,气不畅达,所谓"忧伤肺"。

四、思

思是集中精神,运用智慧考虑问题。也就是集中精神反复思考,《素问·举痛篇》说:"思则气结。"李中梓注:"思则志凝神聚,气乃留而不散,故名气结。"脾主思,如久思则脾气不行,即谓"思伤脾"。

五、悲

悲是精神抑郁,内心痛楚的表现。如遭遇不幸,生活困难,疾病缠身,劳动条件恶劣等都是悲愁的根源。《素问·举痛篇》说:"悲则气消。"肺主气,悲哀伤气,故气消矣。悲伤过度可以损伤肺气,所为"悲伤肺"。

六、恐

恐是惧怕的意思,是精神极度紧张所引起胆怯的表现。如遇突然的事故,惊险的遭遇,生活的剧变等,都是引起恐惧的原因。《素问·举痛篇》说:"恐则气下","恐则精却"。张介宾注曰:"恐惧伤肾则伤精,故致精却","精却则升降不交,故上焦闭,上焦闭则气归于下"。引起恐惧的因素虽多,但是能影响机体的还是肾气先虚。肾虚精却恐惧乘之,所谓"恐伤肾"。

七、惊

惊与恐相类似,不同者恐自内生,惊是猝然遇到异常变故而引起精神突然紧张的表现。如陡临危难,突遭险恶,目睹怪异,耳闻巨响等,都可产生惊骇之感。《素问·举痛篇》说:"惊则气乱。"又说:"惊则心无所依,神无所归,虑无所定,故气乱矣。"惊的致病,虽然由于意外事变而致心神气乱,但还是必需有心气先虚于内的因素。否则,虽猝然遇险境、危难,也能镇静自若。所谓"猝然临之而不惊",亦不会产生惊骇或惊病。肝主惊,惊伤肝。

第二节 外 因

一、风

古人认为"风为百病之长",是致病最广泛的因素。它不但可以单独使人发病,而且还可与其他五淫合而致病,如风寒、风热、风湿、风火、风燥等,这些都是属于外风的范畴。受风之后,多表现为头痛,头晕,口眼歪斜,半身不遂,体痛,恶风,昏迷,高热,抽搐,身重,骨节疼痛,咳嗽,口干,舌燥等症状。

还有一种内风症,多因痰火炽盛,风痰上扰,阴虚阳亢,肝风内动所致。该证多表现为昏厥、痉挛、眩晕、麻木、口眼歪斜、角弓反张等症状。亦能产生多种神经精神症状。

二、寒

寒属阴邪,易伤阳气而影响气血运行,人体的阳气不足,卫气不固密,就易受寒邪侵袭而致病。外感寒邪,由于寒邪侵袭肌肤,阳气不得宣通透泄,出现恶寒、发热、无汗头痛、身痛、骨节痛或腹痛泄再等症状。若人体阳气虚弱,出现形寒恶冷或容易感冒的病症。《素问·调经论篇》说:"阳虚则外寒。"

内寒指人体阳气虚弱,脏腑功能减退,引起的水液运化障碍,浊阴潴留的病症。《素问·调经论篇》说:"阴盛则内寒"。肾为人体阳气之本,故内寒多因脾肾阳虚所致。临床表现为吐泻、腹痛、手足逆冷、冷汗出等症状。《素问·至真要大论篇》说:"诸病水液,澄彻清冷,皆属于寒。"凡患者的分泌物和排泄物,清稀而冷的,皆属于寒。

另外,很多痛证是因寒邪所引起,《素问·举痛论篇》说:"经脉流行不止,环周不休。寒气入经而稽迟,泣而不行,客于脉外则血少,客于脉中,则气不通,故卒然而痛。"因此,寒邪是引起神经痛的一大因素。

三、暑

暑是夏天的主气,凡夏天感受暑邪气而发生的多种急性病,统称为"暑病"。但狭义的一般多指暑温,即中暑、感暑之类的病症。与神经病变有关主要有以下几种。

中暑:指夏季在炎热气温中,因为中于暑邪而发生的病症。表现为突然昏倒、恶心呕吐、烦躁大汗(或无汗)、气粗、面色苍白或昏迷不醒、四肢抽搐、牙关紧闭等。

暑风：其症较为严重，因热盛而出现突然高热、昏迷、面赤、口渴，甚则角弓反张、牙关紧闭、手足抽搐。此症多见于"乙脑"的高热昏迷期。

暑厥：是中暑患者出现神志昏迷，手足厥冷至肘膝部。需辨明是热极似寒，或是阳气暴脱。

暑热证：此证多发生于婴儿，由于体质娇嫩，脾胃虚弱或阴气不足，在盛夏炎热的环境中，感受温热之气。由于体质差异，临床表现有两种类型：其一，脾胃虚弱的，主要症状是肢体无力，懒于说话，纳呆便溏，迁延日久，患儿身体羸瘦，下肢逐渐痿软不能站立。其二，阴气不足兼受暑热炽盛，主要症状身热午后增高，口渴喜饮，小便量多，到后期身热稽留不退，消瘦、精神萎靡、肢体无力。故又有"夏痿"之称。

四、湿

湿属阴邪，性质重浊而黏腻，它能阻滞气的运行，妨碍脾的蕴化。临床表现：外感湿邪，常见体重腰沉，四肢困倦，关节和肌肉酸痛，痛常限于一处固定不移；湿浊内阻肠胃，常见胃纳不佳、胸闷不舒、小便不利、大便溏泄等症。与神经病有关者，莫过于湿热。湿邪影响气机的流通，蕴久化热，如《素问·生气通天论篇》说："湿热不攘，大筋软短，小筋弛长，软短为拘，弛长为痿。"说明湿热之邪留恋不除，影响运动神经，使大筋软短致使肢体屈而不能伸而拘挛；小筋弛长则伸而不能屈的痿症。湿热为病比较广泛，见于很多疾病，湿热蒸腾上逆，可内蒙清窍则令人神昏，上蒙清窍则令人耳聋、目瞑；湿阻廉泉则令人不语；湿热阻遏经络可致肢体不遂。

五、燥

燥气易伤津液。燥症的临床表现：为目干、口鼻干燥、唇焦、干咳、胁痛、便秘等。另外，燥气最易化火，燥火炽盛，重伤津液，轻则烦躁不宁，重则谵狂。肺恶燥，燥热最易伤肺，轻则干咳、咯血；重则也可产生四肢不用的痿证。故《素问·痿论篇》说："肺热叶焦，发为痿躄。"

六、火

火是热极的表现，为害最烈。火性炎上，最易伤津。诸凡一切伤津的症状，多是由火所引起。除自身热极之外，还可与其他五气化合，演出各种病变。如风火相煽可出现两目直视、四肢抽搐、角弓反张等症。温热病后期，火热灼津伤液，唇焦舌燥，神昏谵语，就是郁热化火所致。伤寒后期，舌绛心烦，咽痛不寐，就是寒邪化火所致。它如肺热灼津、咳嗽咯血等症，就是燥气化火所致。中暑烦心，面赤身热，大汗，口渴不止，甚至昏迷，就是由于暑邪化火所引起。此外，还有"五志化火"，如大怒气逆则火起于肝，醉饱逾度则火起于胃，房事无节则火起于肾；悲哀恸衷则火起于肺等。这些证候虽属内因，但均由外因刺激所致。除五气化火和五志化火以外，尚有虚火与实火之别。如高热神昏，气粗口渴，大便秘结，小便赤涩，多为实火所致，心悸虚烦，骨蒸劳热，手足心热，两颧潮红，则多属于虚火。

第三节 不内外因

一、外伤

金刃、跌仆、外力冲击造成的颅脑外伤，最易引起精神神经症状。因为无论是脑震荡还是脑挫伤及脑干损伤，势必造成脑络和督脉的损伤。头为诸阳之会，督脉为诸阳之总督，在脑脉和督脉损伤这一病变的基础上，经络传导阻滞，神明无由传达，因而出现昏迷及各种谵妄状态。严重的脑震荡和脑挫伤患者，不仅脑络损伤，脑血管也受到不同程度的损伤，以致造成血瘀（脑膜内、外血肿）和水肿，而出现昏迷和谵妄，由于挫伤后的脑组织有瘢痕形成，还可引起外伤性癫痫发作。受气浪冲击的人，可发生昕和语言功能障碍，以致产生耳聋和失语症。

如外力致脊椎受伤，根据部位的高低和伤势的轻重不同，致神经根受压迫，轻者可使伤侧产生神经痛，或肌肉萎缩，重者可出现不同部位的截瘫。

二、其他

人的生活中一切若失于节制都有可能导致神经系统的疾病，如《素问·上古天真论篇》所说："饮食有节，起居有常，不妄作劳，故能形与神俱……"若长期起居失常，劳逸不当，常可引起神经衰弱；饮食失节，常可引起胃肠功能紊乱。若房事无度，可引起肾气亏损，导致性神经官能症。

第二章 脑血管病临床常用药物

第一节 中枢兴奋药

中枢兴奋药是指能选择性兴奋中枢神经系统、提高其机能活动的一类药物。临床常用的主要是兴奋大脑皮层的咖啡因及对延髓生命中枢有兴奋作用的药物,后者当中枢神经受抑制时的兴奋作用更加明显,特别是对呼吸的兴奋作用,故又称呼吸兴奋剂。此外尚有一定的苏醒作用和兴奋血管运动中枢的作用,因此常用于各种危重疾病和中枢抑制药中毒引起的呼吸抑制或呼吸衰竭(对呼吸肌麻痹所致的呼吸衰竭无效)。这类药物有咖啡因、尼可刹米、山梗菜碱、美解眠、氯酯醒等。

(一)尼可刹米

别名:二乙烟酰胺,可拉明。

1.药理作用与应用

选择性兴奋延髓呼吸中枢,也可通过颈动脉体和主动脉体化学感受器反射地兴奋呼吸中枢,使呼吸加深加快,对血管运动中枢有微弱兴奋作用。临床适用于疾病或中枢抑制药中毒引起的呼吸及循环衰竭。对肺心病引起的呼吸衰竭及阿片类药物中毒引起的呼吸抑制疗效较好,对巴比妥中毒时的呼吸抑制效果较差。

2.不良反应

不良反应少见。大剂量时出现血压升高、心悸、出汗、呕吐、震颤、阵挛性惊厥等。

3.注意事项

(1)注意选择剂量和给药间隔。

(2)出现药物过量所致惊厥时静脉注射应缓慢。可用短效巴比妥类药(硫喷妥钠)控制。

4.药物相互作用

与所有油溶性针剂、所有菌苗、疫苗及速尿、氨茶碱、巴比妥类等药物的注射液混合,可产生拮抗、增毒、分解、混浊、沉淀等,故不宜混合使用。

5.用法与用量

im,每次 0.25～0.5g；iv,每次 0.375～0.75g；ivd,每次用 0.375g 的 6～10 倍。儿童,5 岁以下,每次 10mg/kg；5～7 岁,每次 15mg/kg。制剂注射剂 1ml:0.25g；1.5ml:0.375g。

(二)山梗菜碱

别名:洛贝林,祛痰菜碱。

1.药理作用与应用

能选择性地刺激颈动脉体化学感受器,反射地兴奋呼吸中枢。注射后作用迅速,维持时间短(约 1h)。临床适用于新生儿窒息、吸入麻醉药及其他中枢抑制药的中毒、一氧化碳中毒以及肺炎等疾病引起的呼吸衰竭。

2.不良反应

(1)中等剂量可发生恶心、呕吐、咳嗽、震颤及头晕等。

(2)大剂量能引起心动过速、传导阻滞、呼吸抑制及惊厥。

3.注意事项

(1)注意选择剂量和给药间隔时间,静脉注射应缓慢。

(2)由进行性呼吸中枢衰竭引起的呼吸停止和呼吸无力等不宜使用本品。

4.用法与用量

im,每次3～10mg,每次最大剂量20mg;iv,每次3mg,必要时每30min重复1次,每日最大剂量20mg。儿童,im,每次1～3mg;iv,每次0 3～3mg。

5.制剂

注射剂 1ml:3mg;1ml:10mg。

(三)戊四氮

别名:卡地阿唑,五甲烯四氮唑,戊四唑。

1.药理作用与应用

直接兴奋呼吸中枢及血管运动中枢,使呼吸增加,血压微升。临床适用于急性传染病、麻醉药及巴比妥类药物中毒引起的呼吸抑制,急性循环衰竭。

2.不良反应

大剂量可致阵挛性惊厥。

3.注意事项

(1)安全范围小,现已少用。

(2)应严格控制剂量,剂量不宜过大。

(3)静脉注射须缓慢,最好采用静脉滴注。

(4)不宜用于吗啡和普鲁卡因中毒的患者。

4.禁忌证

急性心内膜炎及主动脉瘤病患者禁用。

5.用法与用量

se、im或iv,0.1～0.2g,q2h,静脉注射速度0.1g/(1～2min)。儿童,每次2～3g/kg。

6.制剂

注射剂 1ml:0.1g。

(四)美解眠

别名:贝美格。

1.药理作用与应用

对延髓呼吸中枢兴奋作用类似戊四氮,亦能直接兴奋血管中枢。临床适用于解除巴比妥类及其他催眠药的中毒,亦可用于减少硫喷妥钠麻醉的深度。

2.不良反应

(1)早期出现恶心、呕吐,继而反射运动增强、肌肉震颤、惊厥等。

(2)迟发毒性表现为情绪不安、精神错乱、幻觉等。

3.注意事项

(1)作用迅速,应用时多采用静脉滴注。

(2)注射剂量太大或速度过快可引起中毒。

(3)中毒时可立即用戊巴比妥钠注射液静注或水合氯醛灌肠。

4.用法与用量

ivd,50mg 以 5%葡萄糖注射液稀释。亦可每 3～5 分钟静脉注射 50mg 至病情改善或出现中毒症状为止。

5.制剂

注射剂 10ml:50mg。

(五)二甲弗林

别名:回苏灵。

1.药理作用与应用

对呼吸中枢有较强兴奋作用,静脉注射后能迅速增大通气量。临床适用于各种原因引起的中枢性呼吸衰竭及由麻醉药、催眠药所致的呼吸抑制,以及外伤手术等引起的虚脱和休克。苏醒率可达 90%～95%。

2.不良反应

(1)有恶心、呕吐、皮肤烧灼感等。

(2)剂量过大可引起肌肉抽搐或惊厥,尤以小儿多见。

3.注意事项

静脉注射速度必需缓慢,应注意患者情况,出现惊厥可用阿米妥解救。

4.禁忌证

有惊厥病史者,肝、肾功能不全者,孕妇,吗啡类中毒者禁用。

5.用法与用量

im,每次 8～16mg;iv,每次 8～16mg 以 5%葡萄糖液稀释后缓慢注入。重症患者可每次 16～32mg 用生理盐水稀释后静脉滴注。

6.制剂

注射剂 2ml:8mg。

(六)匹莫林

别名:苯异妥英,匹吗啉。

1.药理作用与应用

新型的中枢兴奋药,作用与苯丙胺、利他林相似,但起效较慢而维持时间长。似交感神经作用(如心悸)较少出现,没有欣快感,也无药物依赖性。口服 t_{max} 为 2～4h,$t_{1/2}$ 约为 12h。临床适用于儿童多动症,也可用于发作性睡病及轻度抑郁症。

2.不良反应

(1)失眠、食欲减退、体重减轻等,多为一过性。

(2)大剂量可引起心动过速。

(3)偶见 SGPT 升高,减量或停药后可恢复。

3.注意事项

(1)见效慢,疗效高峰约在 1 周左右,停药后药效可持续 1~3d。

(2)6 岁以下儿童不宜使用。

4.禁忌证

肝肾功能不全、癫痫患者禁用。

5.用法与用量

清晨口服 20mg,若症状未减,中午可加服 20mg,下午禁服。每天最大剂量 80mg。

6.制剂

片剂 20mg。

(七)甲氯芬醒

别名:氯酯醒,遗尿丁。

1.药理作用与应用

能促进脑细胞的氧化还原过程,对于抑制状态的中枢神经系统有兴奋作用。临床适用于新生儿缺氧症、儿童遗尿症、外伤昏迷、老年性精神病、酒精中毒等。

2.不良反应

偶见兴奋、失眠、血压波动、血管痛或倦怠。

3.注意事项

(1)作用产生缓慢,反复应用效果才显著。

(2)本品水溶液易溶解,应临用前配制。

4.禁忌证

精神兴奋过度患者、高血压患者及有明显炎症和具有锥体外系症状的患者禁用。

5.用法与用量

口服,0.1~0.2g,tid;iv 或 ivd,0.1~0.25g,以注射用水或 5% 葡萄糖溶液稀释,tid。儿童,口服,0.1g,tid;iv 或 ivd,60~100mg,bicl。成人复苏:im,0.25g,q6h。新生儿缺氧症:im,60mg,q2h。

6.制剂

(1)片剂 0.1g。

(2)粉针剂 0.06g,0.1g,0.25g。

(八)纳洛酮

别名:丙烯吗啡酮,烯丙羟吗啡酮。

1.药理作用与应用

阿片受体拮抗剂,通过阻断阿片受体而发挥兴奋中枢神经、兴奋呼吸、抑制迷走神经中枢作用。纳洛酮尚具有稳定溶酶体膜,降低心肌抑制因子作用。注射给药能在 1~3 min 内解除呼吸抑制,可持续 45~90min,$t_{1/2}$ 为 90min。临床适用于麻醉和非麻醉镇痛药过量、安眠药中毒、急性乙醇中毒、脑梗死、休克等。

2.不良反应

偶见恶心、呕吐、血压升高、心率加快及肺水肿。

3.注意事项

应用时需注意观察,在用药后 5 min 内可出现一过性恶心、呕吐。

4.禁忌证

高血压和心功能不全的患者禁用。

5.用法与用量

成人:iv,0.4~0.8mg 加生理盐水或 5％葡萄糖液稀释,必要时可重复给药甚至连续静脉给药。儿童:每次 0.01mg/kg,每次最大剂量 0.2mg。本品口服无效。

6.制剂

注射剂 1ml:0.4mg。

(九)细胞色素

别名:呼吸酶。

1.药理作用与应用

为细胞呼吸激活剂,对组织细胞的氧化、还原过程具有迅速的酶促作用。临床上适用于各种原因引起的组织缺氧的急救及辅助治疗,对放疗、化疗后的白细胞减少症亦有一定的疗效。

2.不良反应

局部痉挛、皮疹、发热、口渴、过敏性休克等。

3.注意事项

(1)可引起过敏反应,用前需作过敏试验。

(2)治疗一经终止,再用药时可能引起过敏性休克。

4.禁忌证

对本品过敏反应阳性者禁用。

5.药物相互作用

(1)本品含有铁,故与去甲肾上腺素等配伍时均产生沉淀或变色。

(2)与四环素、红霉素、卡那霉素、更生霉素、多黏霉素 E、青霉素、氨茶碱、美解眠等配伍可产生沉淀或降低效价。

6.用法与用量

iv,15~30mg,用 25％葡萄糖液 20ml 稀释后缓慢注入,qd~bid;im,15~30mg,qd~bid。

7.制剂

(1)注射剂 2ml:15mg。

(2)粉针剂 15mg。

第二节 镇静、催眠、抗惊厥药

本类药物小剂量对中枢神经系统有镇静作用，中剂量则有诱导近似生理性睡眠作用，而大剂量能抗惊厥，且能麻醉中枢神经系统。临床上主要用于治疗各种原因所致的睡眠障碍和用作麻醉辅助药及抗惊厥药。长期服用本类药物会产生依赖性，若停用会出现反跳现象，表现为失眠、烦躁、多梦。因此要避免长期服用。

本类药物有巴比妥类、苯二氮卓类、咪唑吡啶类及其他类如：甲丙氨酯、甲喹酮、格鲁米特、溴剂等。目前临床上应用最多的是苯二氮卓类，几乎代替了原来广泛使用的巴比妥类。巴比妥类的镇静、催眠疗效不如苯二氮卓类，且催眠次日晨多有宿睡后遗不适现象，加之安全范围较苯二氮卓类小，且易出现耐药性和依赖性，因此，现已很少用于镇静、催眠，多用于抗惊厥。

一、巴比妥类

巴比妥类为巴比妥酸的衍生物。作用性质和机制基本相同，但存在着明显的构效关系，以致作用强度、效应产生时间及持续时间各有不同。口服均易吸收，注射其钠盐也易被吸收。体内消除方式相同，均主要经肝脏代谢和以原形从尿排出。部分品种可经肾小管重吸收，作用持久。临床上常依据用药后睡眠持续时间的长短将本类药物分为长效类（6～8h），如巴比妥、苯巴比妥；中效类（4～6h），如异戊巴比妥、戊巴比妥；短效类（2～3h），如司可巴比妥；超短效类（0.25h），如硫喷妥钠。本类药物的作用机制主要是抑制脑干网状结构上行激活系统。

（一）长效类

1. 苯巴比妥

别名：鲁米那，卢米那尔，苯巴比通，迦地那。

苯巴比妥钠：Luminal sodium。

(1) 药理作用与应用 本药为长效镇静、催眠、抗惊厥药，较大剂量有麻醉作用。静脉注射15min后或口服0.5～1h产生作用。此外，本品能诱导肝微粒体葡萄糖醛酸转移酶活性，促进胆红素与葡萄糖醛酸结合，降低血液胆红素浓度，可用于治疗新生儿高胆红素血症及脑核性黄疸。脑卒中患者应用本品能减轻脑水肿和脑血管痉挛。与罂粟碱联用能增强镇痛作用。

用于：①睡眠障碍。②眩晕、晕动病。③癫痫：对大发作、局限性发作、持续状态均有效。其钠盐是癫痫持续状态常用药物。④惊厥：如高热、脑炎、脑血管疾病等所致者。⑤新生儿脑核性黄疸。⑥麻醉前用药。

(2) 用法用量

①镇静、催眠、抗惊厥、抗癫痫：每日30～90mg，分3次服，或60mg，睡前0.5h服。抗癫痫持续状态：肌肉注射钠盐，每次0.1～0.2g，每日极量0.5g；抗惊厥：肌肉注射钠盐，每次0.1～0.2g，必要时4h～6h后重复一次。

②麻醉前给药：术前0.5～1h，肌肉注射钠盐0.1～0.2g。

③眩晕、晕动病：使用晕动片。在旅行前1h服1片～2片。如有需要隔4h再服1片，但24h内不得超过4片。

④功能性头痛、呕吐、震颤、胃肠功能紊乱:使用鲁米托品片。每日3片,分3次服。极量每日5片。

(3)不良反应 常见头晕、嗜睡、精神不振、关节疼痛、肌痛;偶见发热、皮疹、剥脱性皮炎;罕见呼吸抑制。

(4)注意事项

①严重肺、肝、肾功能不全者、昏迷者、休克者、间歇性卟啉症者禁用。

②长期应用会产生耐药性和依赖性。大剂量连续应用会蓄积中毒。突然停药会出现戒断症状。因此,不宜长期、大剂量连续服用。停药时应逐渐减量。

③要注意配伍禁忌。本品与酒精、镇静药、镇痛药、催眠药及抗组胺药等联用有增效作用,应适当减量。与氢化考的松、地高辛、氯霉素等联用能加速后者的代谢而减低疗效。

(5)制剂

①片剂:10mg、30mg、60mg、100mg。

②晕动片:每片含苯巴比妥30mg、氢溴酸东莨菪碱0.2mg、硫酸阿托品0.15mg。

③鲁米托品片:每片含苯巴比妥15mg、硫酸阿托品0.15 mg。

④注射液(苯巴比妥钠):0.1g/ml、0.2g/2ml。

⑤粉针剂(苯巴比妥钠):0.05g、0.1g。

2.巴比妥 Barbital

别名:佛罗拿,巴比通。

巴比妥钠:Barbital Sodium,Barbitone Sodium。

(1)药理作用与应用 本品为较早应用的长效巴比妥类催眠药,有镇静、催眠、抗惊厥、麻醉等不同程度的中枢抑制作用。其优点是作用缓慢,维持时间长。口服后:30~60min显效,维持6~8h。此外,本品与解热镇痛药合用时,能增强后者的镇痛作用。

用于:①睡眠障碍。②麻醉前给药。③各种原因所致的惊厥。

(2)用法用量

①催眠:0.3~0.6g,睡前0.5h服。

②镇静:每日0.3~0.9g,分2~3次服。

③麻醉前给药:0.3g,术前40~60min服。

④抗惊厥:用巴比妥钠注射液肌肉注射,每次0.2g。或用5%溶液灌肠,每次0.5g。

(3)不良反应及注意事项 与苯巴比妥相似,催眠后次晨会有精神萎靡、头晕等反应;少数有皮疹、发热。久用可产生耐受性和依赖性。大剂量能抑制呼吸中枢,严重者可出现呼吸麻痹而死亡。肝、肺、肾功能严重损害者禁用。

(4)制剂 ①片剂:0.3g。②注射液(巴比妥钠):0.5g/5ml。

3.美沙比妥

别名:甲基巴比妥。

(1)药理作用与应用 本药是巴比妥的3-甲基衍生物,药理作用与苯巴比妥相似,为长效镇静、催眠、抗惊厥药。

用于①睡眠障碍。②各种原因所致的惊厥,尤其对癫痫的运动不能性发作、肌挛性小发作有效。对大发作的疗效不及苯巴比妥。

(2)用法用量

①催眠:100~200mg,睡前0.5h服。用于镇静时,药量酌减。

②抗癫痫:成人每日100~300mg,分2~3次服。6岁以下儿童,每日100~200mg,分2~3次服。

(3)不良反应及注意事项与苯巴比妥相似。

(4)制剂片剂:10mg。

4.甲苯比妥

别名:甲基苯巴比妥,普鲁米那。

(1)药理作用与应用本药亦为苯巴比妥的3-甲基衍生物,口服吸收后在肝脏中去甲基转变为苯巴比妥而发挥作用。

用于:①睡眠障碍。②各种原因所致的惊厥发作。

(2)用法用量

①催眠:100~200mg,睡前0.5h服。

②镇静:每日60~180mg,分3次服。

③抗癫痫:1岁以上儿童:每日30~60mg,分2~3次服;5岁以上儿童:每日50~150mg,分2~3次服;成人:每日300~600mg,分2次口服。

(3)不良反应及注意事项与苯巴比妥相似。

(4)制剂片剂:30mg、50mg、100mg。

(二)中效类

1.异戊巴比妥 Amobarbital

别名:阿米妥。

钠盐:异戊巴比妥钠,阿米妥钠。

(1)药理作用与应用药理作用同苯巴比妥,但作用较快,持续时间较短。钠盐注射后15~30min起作用,持续3.6h。半衰期为8~42h,新生儿半衰期明显延长。

用途同苯巴比妥。

(2)用法用量

①催眠:0.05~0.2g,睡前0.5h服。极量:1次0.2~0.6g。

②镇静、抗癫痫:成人每日0.1~0.2g,分3次服。极量每日0.6g。儿童每次1~2mg/kg。

③抗惊厥、抗癫痫持续状态:用其钠盐,1次0.1~0.5g,肌肉注射或静脉注射。静脉注射时以注射用水稀释为5%~10%溶液缓慢注射。注射过程中要注意患者呼吸及肌肉松弛情况,以恰能控制抽搐为宜。注射过快可引起呼吸抑制。极量为1.0g。儿童每次5mg/kg。

④麻醉前给药:不作为首选。1次15~60mg,1日2~3次。儿童每次1~2mg/kg。

(3)不良反应及注意事项同苯巴比妥。

(4)制剂

①片剂:0.1g。②粉针剂(异戊巴比妥钠):0.1g、0.25g、0.5g、1g。

2.戊巴比妥 Pentobarbital

别名：

Pentobarbitone，Mebubarbital，Mebumal，Nembutal，Embutal。

钠盐：戊巴比妥钠,Pentobarbital Sodium,Pentobarbitone Sodiulll。

钙盐：Pentobarbital calcium。

(1)药理作用与应用 与异戊巴比妥相似。本药脂溶性高,易通过血脑屏障进入脑组织,起效快。服药后15~20min即显效,维持3~6h。半衰期为15~48h。

用于：①各种原因所致的睡眠障碍。②各种原因所致的惊厥发作。③基础麻醉。能解除患者紧张情绪,减少麻醉药物用量。

(2)用法用量

①镇静：口服,每日0.05~0.1g,分3~4次服。

②催眠：口服,0.05~0.1g,睡前0.5h服。儿童每次3~6mg/kg。

③抗惊厥：直肠给药或静脉滴注给药,每次0.1~0.5g。初量：每小时3~6mg/kg；维持量：每小时0.5~3mg/kg。静脉滴注速度宜慢,并密切观察患者呼吸、血压变化情况,如出现呼吸抑制、血压下降等应立即停用。

④基础麻醉：术前静脉注射5%溶液3~5ml。

(3)不良反应及注意事项 与苯巴比妥相似。

(4)制剂 ①片剂：0.05g、0.1g。②粉针剂(钠盐或钙盐)：0.1g、0.5g。

3.仲丁比妥钠 Secbutabarbital Sodium

别名：另丁巴比妥钠、Butabarbital Sodium。

本药作用与异戊巴比妥钠相似,有镇静、催眠作用。口服易吸收。

不良反应及注意事项与苯巴比妥钠相同。

用于镇静：每日30~120mg,分3次服；用于催眠：50~100mg,睡前0.5h服。

4.丁巴比妥 Butoharbital

别名：里阿那,Butobarbitone,Butethal,Neonal,Soneryl,Sonabarb。

本药作用、适应证、不良反应及注意事项等均与异戊巴比妥相似。半衰期约40h。

用法用量：①催眠：100~200mg,睡前0.5h服；②镇静：每日50~200mg,分3次服。

5.阿洛巴比妥 Auobarbital

别名：二烯丙巴比妥,丙烯比妥,迪阿耳,APaO$_2$ barbitone,Dial,Diadol。

本药作用、适应证、不良反应及注意事项等与异戊巴比妥相似。

用法用量：①催眠：100~200mg,睡前0.5h服；②用于镇静：每日30~100mg,分3次服。

(三)短效类

1.司可巴比妥 Secobarbital

别名：速可巴比妥,西可巴比妥,速可眠,舍可那,西康尔,丙烯巴比妥。

钠盐：司可巴比妥钠,速可眠钠。

(1)药理作用与应用 药理作用同苯巴比妥,有镇静、催眠、抗惊厥、肌肉松弛作用,但作用起效快,维持时间短。给药15~20min显效,持续2~3h。

脂溶性较苯巴比妥高。口服后迅速吸收,分布至全身各组织,易透过血脑屏障进入脑组织。主要在肝脏代谢,代谢产物主要由肾脏排泄。半衰期为18～36h。

用于:①各种原因所致的入睡困难。②麻醉前用药。③抗惊厥。

(2)用法用量 本药为一类精神药物,须严格控制使用。

①镇静:成人:每日0.1～0.2g,分2～3次服。用于儿童镇静:每次2～3mg/kg。

②催眠:0.05～0.1g或钠盐0.1g,睡前15～20min口服或肌肉注射。

③麻醉前用药:术前30～60min,肌肉注射钠盐0.1～0.2g。静脉注射用于基础麻醉。

④抗惊厥:静脉注射钠盐,每次0.25～0.5g。

(3)不良反应及注意事项 与苯巴比妥相似,能引起依赖性。肝功能严重损害者禁用。

(4)制剂 ①胶囊剂:0.05g。②片剂:0.1g。③粉针剂:司可巴比妥钠0.05g。

2.海索比妥

别名:甲环己巴比妥,安眠朋,依维本,环己巴比妥,Citopan,Evipan。

钠盐:甲环己巴比妥钠,海索比妥钠。

本药作用、应用、不良反应及注意事项等与司可巴比妥相似。口服吸收快,在肝脏中去甲基化和氧化代谢。半衰期为2.7～7h。长期用药会产生乙醇—巴比妥躯体依赖性。

可用于:①催眠:250～500mg,睡前20～30min服;②镇静:500～750mg,分3次服;③静脉麻醉:钠盐,常用剂量为10mg/kg。

二、咪唑吡啶类

咪唑吡啶类为新一代镇静、催眠药,对中枢神经系统的GABA受体有选择性激活作用,具有保持正常睡眠结构、疗效显著、不良反应少的优点。

1.唑吡坦 Zolpidem

别名:思诺思,酒石酸唑吡坦。

(1)药理作用与应用 本药为第一个咪唑吡啶类的镇静、催眠药,具有强而快速的镇静、催眠作用。能迅速地催眠,使入睡时间缩短,减少觉醒次数,增加总的睡眠时间并改善睡眠质量。脑电图显示,唑吡坦仅延长Ⅱ期、Ⅲ期、Ⅳ期的睡眠期,将异常深睡眠调节到生理水平。在催眠剂量时,本药相对地没有肌肉松弛和抗惊厥作用。临床连续使用本品6个月,未发现有撤药问题,亦无反跳性失眠、戒断现象和耐药性等不良反应。其作用机制为激活中枢CABA受体,调节氯离子通道。

口服后迅速被吸收,0.5～2h血药浓度达高峰。分布于全身各组织,易通过血脑屏障,乳汁中亦有少量分泌。无蓄积现象。半衰期为2.5～3h。

用于各种原因所致的睡眠障碍。

(2)用法用量

口服。65岁以下患者:10mg;65岁以上患者:5mg。睡前0.5h服。每日剂量不超过10mg。

(3)不良反应 可见头晕、目眩(5.2%)、嗜睡(5.2%)、头痛(3.0%)、胃肠道反应。偶见情绪低落、反应迟钝、精神错乱、遗忘(几乎都发生在老年人)、复视、血压降低及猝倒。

(4)注意事项 对本药过敏者、重症肌无力患者、15岁以下者、孕妇、哺乳期妇女禁用。严重肝、肾功能损害者、驾车或操作机器者慎用。与其他镇静药合用时,中枢抑制作用增强。

(5)制剂片剂:10mg。

2.阿吡坦 Alpidem

别名:Ananxyl。

(1)药理作用与应用本药是继唑吡坦之后的第2个咪唑吡啶类药物。具有镇静、催眠、抗焦虑作用,疗效好,不良反应少,可与苯二氮䓬类媲美。

口服后吸收快,蛋白结合率高,半衰期为18h。

用于各种原因所致的焦虑状态、睡眠障碍。

(2)用法用量

①抗焦虑:小量开始逐渐加量。开始,每日50～75mg,分3次服。以后,依据病情逐渐加至每日100～150mg,分3次服。体弱和高龄患者酌情减量。

②催眠:每次50～100mg,睡前0.5h服。

(3)不良反应可见失眠、乏力、头晕、头痛、恶心、呕吐、消化不良等。

(4)注意事项过敏者、孕妇禁用。体弱和高龄者慎用。与其他镇静药合用,中枢抑制作用增强。

(5)制剂片剂:50mg。

第三节 抗精神病药

1.氯丙嗪 chlorpromazine

别名:冬眠灵,氯普马嗪,wintermine

(1)药理作用与应用本品系吩噻嗪类代表药物,为中枢多巴胺受体的阻滞剂,有多方面的药理活性。

①抗精神病作用

正常人服用治疗量后,产生安静,活动减少,感情淡漠,注意力降低,对周围事物不感兴趣,安静时可诱导入睡,但易被唤醒。精神患者服用后,在不过分抑制情况下,迅速控制精神分裂症患者的躁狂症状,减少或消除幻觉、妄想,使思维活动及行为趋于正常。目前认为氯丙嗪的抗精神病作用主要是由于阻断了与情绪思维有关的边缘系统的多巴胺受体所致。而阻断网状结构上行激活系统的α-肾上腺素受体,则与镇静安定作用有关。

②镇吐作用本品小剂量可抑制延脑催吐化学敏感区的多巴胺受体,大剂量时又可直接抑制呕吐中枢,产生强大的镇吐作用。但对刺激前庭所致的呕吐无效。

③镇静作用一般剂量对中枢系统有特殊的抑制效果。正常人可出现安静,少动,淡漠,迟钝,但思考力不受影响,安静环境中易入睡。精神患者能迅速控制兴奋躁动症状,减少挑衅性行为,而不引起过分抑制。连续用药时上述作用可逐渐减弱而出现耐受性。

④降温作用对下丘脑体温调节中枢有很强的抑制作用,还能干扰其恒温控制功能,使体温随环境温度的变化而升降,故不仅能使发热机体降温,还能影响正常体温。

⑤对自主神经及心血管系统可阻断外周α-肾上腺素受体,直接扩张血管,引起血压下降,大剂量时可引起位置性低血压。还可解除小动脉、小静脉痉挛,改善微循环,而有抗休克作用,同时由于扩张大静脉的作用大于动脉系统,可降低心脏前负荷,而改善心脏功能(尤其是左心功能衰竭)。本品并具有抗胆碱(M受体)的作用。

⑥对内分泌系统有一定影响如使催乳素抑制因子释放减少,出现乳房肿大,溢乳。抑制促性腺激素释放,抑制促皮质素及促生长激素的分泌而延迟排卵。

本品口服吸收慢而不完全,易受剂型、胃内容物的影响,且有首关效应。口服2～4小时血药浓度达高峰,作用持续6小时左右。肌注血药浓度迅速达到峰值。进入体内的药物90%与血浆蛋白结合。脑中浓度比血浓度高10倍。可通过胎盘屏障,进入胎儿体内。在肝脏氧化及与葡糖醛酸结合,代谢产物中7-羟基氯丙嗪仍有药理活性。主要经肾脏排出,排泄较慢。停药6个月后,仍可从尿中检出氯丙嗪代谢物。$t_{1/2}$为6小时。

本品适用于:

①治疗精神病用于控制精神分裂症或其他精神病的兴奋骚动、紧张不安、幻觉、妄想症状等。对忧郁症状及木僵症状的疗效较差。

②镇吐对各种原因引起的呕吐几乎均有效。如尿毒症、胃肠炎、癌症、妊娠及药物引起的呕吐均有效。也可治疗顽固性呃逆。但对晕动病呕吐无效。

③低温麻醉及人工冬眠用于低温麻醉时可防止休克发生。人工冬眠时,与哌替啶、异丙嗪配成冬眠合剂用于创伤性休克、中毒休克、烧伤、高烧及甲状腺危象的辅助治疗。

④与镇痛药合用治疗癌症晚期患者的剧痛。

⑤治疗心力衰竭。

(2)用法用量

口服每次12.5～100mg,极量每次150mg,1日600mg。

肌注或静滴每次25～50mg,极量每次100mg,1日400mg。

精神病开始每日25～50mg,分2～3次服,逐渐增至每日300～450mg,症状减轻后再减至100～150mg。

治疗心力衰竭:肌注,每次5～10mg,1日1～2次;也可静滴,速度每分钟0.5mg。

(3)注意事项①长期大量应用时可引起锥体外系反应;震颤、运动障碍、静坐不能、流涎等,可用苯海索对抗,但疗效可降低,且可加重抗胆碱效应。②患有肝肾功能不良、尿毒症及高血压患者慎用。③本品注射可引起体位性低血压,血压过低时可静滴去甲肾上腺素或麻黄碱升压,不可用肾上腺素,以防血压降得更低。④本品能降低惊厥阈,故有癫痫史者禁用,昏迷及严重肝功能不全者禁用。⑤本品不可与其他药物混合、配伍。

(4)不良反应①有口干,上腹部不适,乏力,嗜睡,心悸,偶见分泌乳汁,肥胖,闭经等。②对肝功有影响,应定期检查肝功。③可引起眼部并发症,主要表现为角膜和晶体混浊,或使眼内压升高。长期用药者应进行眼科检查。④可发生过敏反应,常见有皮疹,接触性皮炎,剥脱性皮炎等,并与同类药物有交叉过敏。⑤静注可引起血栓性静脉炎,肌注较痛。

(5)药物相互作用①本品能增强麻醉药,镇静催眠药,镇痛药以及乙醇的中枢抑制作用,合用时应酌情减少这些药的剂量。②本品可逆转肾上腺素的升压作用,并逆转胍乙啶的降压作用。③本品与三环类抗抑郁药合用时能相互抑制代谢,应减量。合用时抗胆碱反应可加重。

(6)药物过量 本品急性中毒表现为意识不清,深度昏睡,血压下降,休克,心肌损害(心电图Q-T间期或P-R间期延长,T波低平或倒置),应迅速采取对症治疗措施,宜用去甲肾上腺素或麻黄碱提升血压。

(7)制剂 片剂:12.5mg/片;25mg/片;50mg/片。

注射剂:每支 10mg/1ml;25mg/1ml;50mg/2ml。

2.奋乃静

Perphenazine

(1)药理作用与应用 本品作用与氯丙嗪基本相似,抗精神病作用强度大于氯丙嗪,锥体外系反应多见,但镇静作用及心血管副作用较轻,对肝及造血系统的不良反应亦较轻。

肌注较口服的生物利用度大4～10倍。本品及其代谢物主要分布于脑,其次为肺,并可通过胎盘屏障。蛋白结合率高,主要由肾脏排泄,随尿排出。$t_{1/2}$ 为10～20小时。

用于急、慢性精神分裂症,躁狂症,反应性精神病及其他重症精神病的对症治疗。少量本品也能止呕。

(2)用法用量 口服,每次2～4mg,1日3次。用于精神病,每日8～64mg,分次服。对兴奋躁动者,可先肌注,每次5～10mg,1日2～3次。

(3)注意事项 ①与吩噻嗪类有交叉过敏反应。②孕妇,哺乳妇女,老年人,骨髓功能抑制,肝功能损伤,严重心血管疾患,青光眼,前列腺肥大,尿潴留,严重呼吸系统病症(尤其是儿童)及震颤麻痹症等患者均应慎用。③干扰诊断,出现心电图Q、T波异常改变,有时出现免疫妊娠试验及尿胆红素测定假阳性。④剂量应个体化,从小量开始,并逐渐停药。⑤注射给药只限于急性兴奋躁动患者,并应防止低血压和注意锥体外系症状,尤其是老年人和小儿。⑥肌注应深而慢,并至少卧床半小时。⑦与皮肤接触可产生接触性皮炎。⑧本品宜避光保存。

(4)不良反应 锥体外系症状较氯丙嗪重。有时可见排尿困难,低血压,迟发性运动障碍,皮疹,月经不调,便秘,性功能障碍,头昏,口干,皮肤对光敏感,乳房增大。偶见有视物不清。

(5)药物相互作用 与乙醇及中枢神经抑制药合用,彼此增效,但不能增强抗惊厥作用。本品与苯丙胺合用可减弱苯丙胺类药效。与制酸药或止泻药合用可抑制本品的吸收。与抗胆碱药合用,彼此加强作用。与肾上腺素合用可使肾上腺素的升压作用逆转。本品可抵消胍乙啶类的降压效应。可抑制左旋多巴的抗震颤麻痹效能。当与单胺氧化酶抑制药或三环类抗抑郁药合用,其抗胆碱作用相互增强并延长。本品可掩盖耳毒性抗生素的早期症状。

(6)药物过量 药物过量主要临床表现为锥体外系反应。出现症状应即时停药,给予抗胆碱药或肌肉松弛药,如地西泮、苯海索、阿托品等。静滴10%葡萄糖液能有助于药物排泄,改善症状。

(7)制剂 片剂:2mg/片;4mg/片。

注射剂:每支5mg/1ml;5mg/2ml。

奋乃静庚酸酯(Perphenazine Enathate)、奋乃静癸酸酯(Perphenazine Decanoate)制剂为油注射液,每支25mmg/1ml,深部肌肉注射,可维持作用2～3周,开始宜用12.5mg/次。逐渐增量为20～25mg/次。

3.氟奋乃静 Fluphenazine

(1)药理作用与应用 本品为吩噻嗪类抗精神病药中作用最强的一种,药理作用与氯丙嗪相似,其抗精神病作用为氯丙嗪的 25 倍,作用快而持久。镇静作用弱。镇吐作用强,为奋乃静的 4～7 倍。

用于紧张型、妄想型精神分裂症,对慢性精神分裂,幻觉妄想症状疗效较好。

(2)用法用量 口服。成人 1 次 1～10mg,每日 10～30mg。老年体弱者应从最小量开始,逐渐加量,每日递增 1～2.5mg。小儿每次 0.25～0.75mg,每日 1～4 次。

本品的盐酸盐供口服用。本品的癸酸酯或庚酸酯为油注射液,供深部肌注用,起效慢,但维持时间可达 2～4 周。适用于精神分裂症缓解后的维持治疗,以巩固疗效,防止复发。每次肌注 25mg（1ml）,每 2～4 周 1 次。

(3)注意事项 6 岁以下儿童,老年患者及患有严重肝肾功能不全者慎用。对本品过敏、严重抑郁症患者禁用。

(4)不良反应 用药后易出现锥体外系反应,个别患者可出现嗜睡,视力模糊,口干、低血压,粒细胞减少等。

(5)药物相互作用 服用本品出现锥体外系反应时,可同时服用苯海索,阿托品,严重时可立即注射东莨菪碱,以减少本品副作用发生。抗焦虑药如氯氮䓬、地西泮等,可对抗因使用本品而出现的恶心,呕吐等反应。

(6)药物过量 超剂量可致锥体外系反应,多发生于口服用药病例。出现中毒症状应即时停药。给予苯海索等抗胆碱能药物治疗。

(7)制剂 片剂（盐酸盐）:2mg/片;5mg/片。

癸酸酯油注射液:每支 25 mg/1ml。

庚酸酯油注射液:每支 25 mg/1ml。

4.三氟拉嗪 Trifluoperazine

(1)药理作用与应用 本品为吩噻嗪类衍生物。安定作用强。抗精神病作用比氯丙嗪强 20 倍,用于治疗精神分裂症幻觉型、妄想型、木僵型及慢性退缩型患者。小剂量可解除焦虑,并有较强的抗呕吐作用。而抗组胺、抗痉挛作用则较弱。

应用于:

①精神分裂症 口服,开始 1 次 5mg,1 日 2～3 次。两周内递增至每日 30～40mg,维持量为 10～20mg。

②镇静 口服,1 次 1～2.5mg,1 日 2～3 次。儿童 5 岁以上,每次 0.1～1mg,1 日 1～2 次。

(2)注意事项 ①肝功能不全者,贫血者禁用。②年老体弱应减量。③严禁与肾上腺素联合使用。

(3)不良反应 ①多见锥体外系反应。减少剂量或加服安坦,可减轻症状。②可见心动过速,失眠等。③少数患者偶见眼花,口干,嗜睡,食欲减退,排尿困难等。④个别患者可发生黄疸,中毒性肝炎及粒性白细胞缺乏症。

(4)药物过量 药物过量主要表现为锥体外系反应（60%）,中枢抑制,呼吸困难,昏迷及心动过速等,治疗主要是支持疗法及对症治疗。中毒早期可采取洗胃减少吸收,维持呼吸道畅通,锥体外系反应可采用抗帕金森药治疗。

(5)制剂片剂：1mg/片；5mg/片。

5.硫利达嗪 Thioridazine

别名：甲硫达嗪。

(1)药理作用与应用本品为吩噻嗪类抗精神病药。抗精神病作用低于氯丙嗪，但锥体外系反应小。镇静作用较强。低剂量起抗焦虑及精神松弛作用，并对轻度抑郁症有效。高剂量用于抗精神病，其基本药理效能与其他吩噻嗪类相似。还具有扩张血管及降低血压的作用。

口服100mg，血清峰浓度为130～520ng/ml，血清药物 $t_{1/2}$ 为6～40小时，平均16.4小时，药物清除率在夜间减少，并随年龄的增加而减少。

本品用于治疗急、慢性精神分裂症，躁狂症，功能性忧郁症，更年期紧张症，焦虑症，严重性神经官能症，戒酒综合征等。

①抗精神病成人口服：开始50～100mg，每日3次，需要时渐渐增加剂量到1日800mg，症状控制后再逐渐减量，每日剂量范围在200～800mg，分2卅次用。儿童口服：1日0.5～2mg/kg，分次服用。

②抗焦虑及抗抑郁成人口服：开始25mg，每日3次，根据不同病情，其剂量范围10～50mg，每日2～4次，每日总剂量为20～200mg。儿童口服：每日1～4mg/kg，分次服用。

(2)注意事项①有昏迷状态或严重的中枢神经系统机能障碍，对其他吩噻嗪类有过敏史及有坏血病史者均禁用。②孕妇及哺乳期妇女慎用。③本品有中枢抑制作用，能影响患者对客观事物的反应性，服药期间不宜驾驶车辆、操作机器等等。④服用本品后，定期检查血象，肝功能等。

(3)不良反应可见昏睡，口干，调节障碍，眩晕，直立性低血压，鼻塞，过敏性皮疹，感觉过敏，尿失禁等。长期用药可出现闭经，血小板降低，白细胞减少。

(4)药物相互作用本品能增强止痛药，安眠药，抗组胺药，麻醉药及乙醇的中枢神经效应，亦可能增强奎尼丁对心脏收缩力的抑制效应。与三环抗抑郁药合用能引起严重的窦性心律失常。

(5)药物过量本品过量能引起心动过速和纤颤，大剂量可引起严重心律失常而导致死亡。

(6)制剂片剂：10mg/片；25mg/片；50mg/片；100mg/片。

6.哌泊塞嗪棕榈酸酯 Pipotiazine Palmitate

(1)药理作用与应用本品为吩噻嗪类抗精神病药，具有较强的安定作用，并有抗组胺作用。主要用于慢性精神分裂症，对各型精神分裂症均有一定疗效，对妄想型疗效较好。本品有强效，长效之特点。

本品为哌泊塞嗪棕榈酸酯的油注射液，肌内注射后，缓慢从注射部位扩散并分解生成游离的哌泊塞嗪而起效。注射2～3日作用最强，在体内作用时间可保持4周，比氟奋乃静癸酸酯长。哌泊塞嗪大部分从粪便排泄，少量由尿和胆汁排泄。

本品适用于治疗精神分裂症的幻觉、妄想、思维障碍、淡漠孤独、兴奋、冲动、躁狂等症状。尤其对孤独退缩性慢性精神分裂症患者有较明显的振奋作用，所以非常适用于慢性精神分裂症。对精神分裂症、躁狂以及嫁接性精神病都有较好疗效。并可改善病态人格和强迫症的症状。本品对神经症和抑郁症无效。

(2)用法用量肌注成人初次剂量 25～50mg,1 周后再注射 50～100mg,可根据病情决定剂量和间隔时间。一般每 4 周注射 100mg。病情巩固期用药量可酌减,适当延长注射间隔时间。

(3)注意事项①严重肝、肾疾患及年老体弱者忌用或慎用。②禁止与其他抗精神失常药合用。

(4)不良反应常见的副作用是锥体外系反应。有时还出现口干,乏力,嗜睡,头痛,头昏,视物模糊,恶心,出汗等自主神经症状,一般能自行消失。其他罕见的不良反应有直立性低血压,皮疹,体重改变等。

(5)药物相互作用本品与苯海索等抗震颤麻痹药合用可减少锥体外系副反应,与一般催眠药合用可对抗失眠。

(6)药物过量药物过量可引起严重的锥体外系反应症状,可用苯海索等抗震颤麻痹药对抗。

(7)制剂油注射液:每支 50mg/2ml;每支 100mg/4ml。哌泊塞嗪十一烯酸酯油注射液:每支 100mg/4ml,注射 1 次可维持作用 2～3 周。

7.氯哌噻吨 Clopenthixol

(1)药理作用与应用通过阻滞多巴胺受体而起精神调节作用,镇静作用较强,对精神运动兴奋的患者能较快地控制兴奋、躁动,而起药物约束作用。

起效快,口服后 2～7 日起效,短效针剂肌注后 4 小时起效,长效针剂一般在肌注后 1 周内起效。

用于精神分裂症、躁狂症。

(2)用法用量片剂初始剂量 10mg/日,每日 1 次口服,以后每 2～3 日增加 5～10mg,根据疗效可增至 80mg,每日 2～3 次口服。维持剂量 10～40mg/日,每日 1 次服。

速效针剂(盐酸氯哌噻吨注射液)

每次 50～150mg,深部肌注,一般 72 小时注射 1 次。老年患者每次不超过 100mg。

长效针剂(癸酸氯哌噻吨油注射液)

剂量及用药间隔时间按治疗反应调整,一般 200mg,深部肌注,每 2～4 周 1 次。

(3)注意事项本品可进入胎盘羊水和乳汁,孕妇和哺乳期妇女一般不宜使用。

(4)不良反应锥体外系反应较多见,大剂量时可出现头昏、乏力、嗜睡、口干,减量和坚持治疗可望减轻。

第四节　抗抑郁症药

1.氯米帕明

别名:氯丙咪嗪

(1)药理作用与应用本品为三环类抗抑郁药,有较强的广谱抗抑郁作用,能够选择性地抑制脑内突触前神经末梢对去甲肾上腺素和 5-羟色胺的再摄取,使游离的去甲肾上腺素含量增高,对阻断5-羟色胺的回收比其他三环类抗抑郁剂强。除有抗抑郁作用外,并有增强活动力和抗焦虑作用。静脉注射起镇静作用。

本品口服吸收完全,单剂量口服50mg,血药浓度峰值为56～154ng/ml,每日150mg,多剂量服用时,其稳态血浓度为94～339ng/ml。脑脊液浓度相当于血浓度的2%,蛋白结合率为97.6%。2/3由尿排泄,1/3由粪便排泄,$t_{1/2}$为12～36小时。

本品用于各种类型的精神抑郁症:内因性、反应性、神经性、官能性、更年期、体因性、老年期抑郁症,以及精神分裂症或性格障碍等伴有抑郁症状。也用于强迫症和恐怖症。

(2)用法用量口服:每次25mg,每日2～3次。可逐渐增至每日100～150mg。

肌注:开始25mg,可增至每日50mg。

(3)注意事项①患有心血管病者、老人、儿童服用宜从小剂量开始,逐渐增加剂量。②可致白细胞减少应进行血细胞计数检查,尤其是发现发热、流感、咽肿痛患者。③静滴时应注意患者血压。

(4)不良反应

可见出汗,口干,便秘,轻微震颤,头晕,视力模糊,小便困难及体位性低血压,偶尔也有皮肤过敏,心传导障碍,心律失常,失眠等。

(5)药物相互作用本品不可与单胺氧化酶抑制剂合用。可与催眠药和抗焦虑药合用,与去甲肾上腺素和肾上腺素合用,可增强它们对心血管的作用。本品能抵消肾上腺素能神经阻滞剂(如胍乙啶)的抗高血压作用。

(6)药物过量本品过量所致的中枢系统表现有昏睡,共济失调,肌肉强直等;心血管系统表现有心律失常,心动过速,充血性心衰及心跳骤停;呼吸方面表现为呼吸抑制,发绀,低血压;尚有散瞳,少尿,无尿等症状等。治疗主要在中毒早期可洗胃,活性炭吸附,减少吸收。并采取相应的对症治疗。

(7)制剂片剂:25mg/片;100mg/片。

注射剂:每支25 mg/2ml。

2.丙米嗪

别名:Tofranil。

(1)药理作用与应用本品为三环类抗抑郁药。有较强的抗抑郁作用,兴奋作用不明显,镇静作用微弱。对内源性忧郁症+反应性抑郁症及更年期抑郁症均有效。但本品起效慢(多在1周后才出现效果)。故不宜用于应急治疗。

本品口服易吸收,服药后2～8小时血药浓度达高峰。主要在肝脏代谢为具有显著抗抑郁活性的去甲丙米嗪。$t_{1/2}$约为10～24小时。

(2)用法用量

①抑郁症口服:成人开始每次25～50mg,每日3～4次,以后逐渐增至每日200～300mg。老年患者每日30～40mg,分次服用。可根据耐受情况及时调整用量。

②遗尿症口服:6岁以上儿童25mg,睡前1小时服。12岁以下50mg,12岁以上75mg。超过75mg并不能提高治疗效果。治愈后逐渐减量,遗尿的复发率较骤然停药低。

(3)注意事项①孕妇及患有癫痫患者禁用。②患有高血压,动脉硬化,青光眼及前列腺肥大患者慎用或禁用。③服药期间忌用升压药。④用量较大或长期用药者宜做白细胞计数及肝功能检查。

(4)不良反应 有阿托品样副作用如口干,便秘,视力模糊,眼压升高,尿潴留。可引起体位性低血压,大剂量能使老年患者发生休克。也有出现传导阻滞、充血性心衰等。神经系统,出现幻觉、失眠、锥体外系反应等。个别患者偶见皮疹、粒细胞减少等过敏反应。

(5)药物相互作用 本品与抗精神分裂症药苯海索等合用时,抗胆碱作用增强。本品能增强拟交感胺的升压效果,对抗胍乙啶和可乐定的降压效果。

(6)药物过量 药物中毒可引起昏睡、共济失调、肌肉强直、痉挛等。心血管系统可引起心律失常、心动过速、传导障碍及心衰,呼吸系统可出现呼吸抑制、发绀、休克等。

中毒解救可采取洗胃,促进药物排出,活性炭吸附以减少吸收,地西泮可减少痉挛,毒扁豆碱可对抗中枢抗胆碱能症状。如出现心衰可用洋地黄治疗,保持呼吸道畅通等。

(7)制剂 片剂:25mg/片

3.阿米替林

(1)药理作用与应用 本品为三环类抗抑郁药,其镇静作用最强,抗抑郁作用与丙米嗪相似,还有抗焦虑作用。可使抑郁患者情绪明显改善,由于其阻断M受体作用强,易致阿托品样副作用。

本品口服后吸收完全,服用后8~12小时血药浓度达高峰,在血中约有90%与血浆蛋白结合。部分经肝代谢为具有抗抑郁活性的去甲替林,由尿及粪便排出,排泄慢,24小时排出约40%,72小时排出约60%,停药3周仍可由尿检出。

本品主要适用于治疗焦虑性或激动性抑郁症。

(2)用法用量 ①抗抑郁症尤其是内源性的抑郁症。成人口服:开始每次25mg,每日2~4次,而后根据病情和耐受情况逐渐增加至每日150~300mg。老年人每次10mg,每日3次,入睡时可用20mg;一般维持量每次25mg,每日2~4次。②治遗尿症睡前口服,6岁以下10mg;6~12岁25mg。

(3)注意事项 ①患有严重心脏病,青光眼,前列腺肥大及尿潴留者禁用。②可诱发癫痫,应予注意。③孕妇及哺乳期妇女慎用。

(4)不良反应 常见有口干、嗜睡、便秘、视力模糊、排尿困难、心悸,亦可引起心律失常。偶见体位性低血压、肝功能损害及迟发性运动障碍。

(5)药物相互作用 本品与单胺氧化酶抑制剂合用时,可增强不良反应,症状类似阿托品中毒症状,故如用单胺氧化酶抑制剂,至少停药10~14日后才能用本品。本品可增强中枢抑制药的作用,阻断胍乙啶的降压作用。本品亦可增强抗胆碱药的作用。甲状腺素、吩噻嗪类可增强本品作用。

(6)药物过量 高剂量可引起躁狂发作或使分裂情感性精神病患者的症状加重,可出现严重的抗胆碱能作用体征。超剂量可出现中毒症状如:烦躁不安,进而出现谵妄、昏迷。对心脏毒性可引起传导障碍,心律失常,心力衰竭等。中毒的治疗主要是洗胃,促进药物排出,活性炭吸附减少吸收。如出现严重的抗胆碱作用,可静滴毒扁豆碱1~3mg对症治疗。心血管方面的毒性可采取对症治疗,并严密监测心功能。血液透析效果不肯定。

(7)制剂片剂:10mg/片;25 mg/片。

4.多塞平

别名:多虑平。

(1)药理作用与应用本品为多塞平的盐酸盐,为三环类抗抑郁药中镇静作用较强的品种,有一定的抗焦虑作用,抗胆碱作用较弱,抗抑郁作用较丙米嗪为弱。

本品口服吸收好,吸收后迅速分布到肝、肾、脑、肺等组织,经体内代谢后大部分在24小时内从尿排出。

本品常用于治疗年龄较高的焦虑性抑郁症或神经性抑郁症。也可用于镇静及催眠。

(2)用法用量成人口服:开始每次25mg,每日3次,然后逐渐增至每日150mg。严重的焦虑抑郁状态,有自杀倾向或拒服药的患者,开始可肌内注射:每次25~50mg。

(3)注意事项①青光眼患者,对三环类抗抑郁药过敏者及心肌梗死恢复初期的患者禁用。②对排尿困难者、心脏疾患者、眼压高者、癫痫患者、肝功能不全者、孕妇及 12 岁以下儿童慎用。

(4)不良反应可有轻度兴奋、失眠、口干、便秘、视物模糊、尿潴留等,某些症状可在继续用药中自行消失。

(5)药物相互作用本品与单胺氧化酶(MAO)抑制药并用,可产生严重的不良反应。如出现血压升高、惊厥、昏迷、高热等。用单胺氧化酶抑制药者至少停药2周后方可使用本药。

(6)药物过量中度药物中毒可引起昏睡、视力模糊、口干等。重度中毒则可出现呼吸抑制、低血压、昏迷、痉挛、心律失常及心动过速等。

中度中毒可采取一般支持疗法。重度中毒但患者清醒时可采取洗胃,活性炭吸附等减少吸收。如出现心血管或中枢神经系统症状,可缓慢静注或肌注水杨酸毒扁豆碱1~3mg。出现痉挛可使用常规抗痉挛药物如:巴比妥类,但要注意其呼吸抑制作用。血压下降则可考虑给予升压药。

(7)制剂片剂:25mg/片;50mg/片;100mg/片。

注射剂:每支 25mg/1ml。

5.马普替林 Maprotiline

别名:路滴美,Ludiomil。

(1)药理作用与应用本品为四环类抗抑郁药,化学结构不同于三环药物,能够选择性地阻断中枢神经突触部位去甲肾上腺素的回收,但不阻断5-羟色胺回收。本品可显著地提高情绪,缓解焦虑、激动和精神运动障碍。

本品口服后吸收完全,用药后3~4日见效。当在血浆中达到治疗浓度时,与血清蛋白结合率达88%。$t_{1/2}$约为43小时,用药后57%由尿排出,(90%以上是代谢物)。另外,30%由粪便排出。

本品主要用于治疗各型(内因性、反应性及更年期)抑郁症。亦可用于疾病或精神因素引起的焦虑,抑郁症(如产后抑郁、脑动脉硬化伴发抑郁,精神分裂症伴有抑郁)的患者。此外,还可用于伴有抑郁、激越、行为障碍的儿童及夜尿者。

(2)用法用量口服。开始时每日75mg,分2~3次服,约2周后渐增至每日150mg。严重患者可渐增至 225mg,分 2～3 次服。60 岁以上的老年患者开始每日 50mg,酌情至每日 150mg。长期用药维持量为每日 50～75mg。

(3)注意事项 ①偶可诱发躁狂症、癫痫大发作,用于双相抑郁症时,应注意可能诱发躁狂症出现,癫痫患者慎用。②青光眼、前列腺肥大及心、肝、肾功能不全者慎用。③长期接受高剂量本品的心脏病患者,应监测心功能和心电图,体位性低血压者定期测血压。④对本品过敏,心肌梗死急性发作的患者禁用。⑤儿童、妊娠及哺乳期妇女不宜用。

(4)不良反应 偶见短暂疲倦及口干、便秘、眩晕、视力模糊等抗胆碱能反应,程度轻微,一般持续 1～2 周后,症状减轻或消失。药量增加过快时,偶可发生抽搐和皮肤过敏反应。少数病例可有短暂性低血压和心动过速。

(5)药物相互作用 本品与去甲肾上腺素,肾上腺素,中枢神经抑制剂和抗胆碱能神经药物合用,可加强它们的心血管效应。可阻抑胍乙啶及其同类物的抗高血压作用。本品不可与单胺氧化酶抑制剂合用,服用后者的患者,应停药 14 日后方能改服本品。

(6)药物过量 药物过量可出现昏睡、心动过速、心律失常、共济失调、肌肉强直、发绀、低血压、瞳孔散大,严重时可出现休克、高热、痉挛及意识消失,也可能出现心衰。

中毒早期可采取洗胃、活性炭吸附等减少吸收,如出现痉挛可注射地西泮或苯妥英钠。保持呼吸道畅通,给予皮质激素,监测心律、呼吸、脉搏等生命指标,高热时可应用冰块。血液透析效果不佳。应用毒扁豆碱可诱发癫痫,因此不可采用。

(7)制剂 片剂:25mg/片。

6.米那普令

(1)药理作用与应用 本品为米那普令的盐酸盐。可增加脑组织内,特别是纹状体、海马体和脑干中乙酰胆碱的含量,间接作用于多巴胺受体,并增加下丘脑内 5-羟色胺的含量而起抗抑郁和精神振奋作用。

本品用于各种抑郁综合征,如抑郁心境、自杀企图、活动兴趣减退、迟滞、焦虑等。

(2)用法用量 成人口服:每次 50mg,每日 3 次,可适当增加剂量,每日剂量不得超过 300mg。

(3)注意事项 ①患严重焦虑者,激越患者慎用。②癫痫患者、孕妇禁用。

(4)不良反应 偶见入睡困难、神经紧张、易激动、恶心、头痛和胃痛等。

(5)药物相互作用 本品不可与呼吸兴奋剂、苯异丙胺等药物合用。

(6)制剂 片剂:50mg/片。

7.匹莫林

别名:苯异妥英。

(1)药理作用与应用 本品作用与哌甲酯相似,为中枢神经系统兴奋药,作用温和,强度介于苯丙胺与哌甲酯之间,约相当于咖啡因的 5 倍。此外尚有弱拟交感作用。

口服后约 20～30min 出现作用。2～4 小时血药浓度达高峰。$t_{1/2}$ 为 12 小时。多次给药后约经 2～3 日,药物在体内达稳态浓度。主要经肾脏排泄,24 小时内自尿中排出约 75%。体内药物的 43% 以原形排出体外。血浆蛋白结合率为 50%。

本品可用于治疗轻度脑功能失调等,但只能改善注意,增强自制力,并不能直接影响智能。

(2)用法用量

①儿童轻度脑功能失调

口服:每日早晨服 20mg,若疗效不明显,可逐渐增量,直至出现效果,但不宜超过 60mg,每周服药 5~6 日,停药 1 日,根据疗效再决定是否继续用药。

②遗传过敏性皮炎口服:开始每日 20mg,每 2~3 日增加 20mg,至瘙痒减退或日剂量达 80mg 为止,每周用药 6 日,共用 2 周。

(3)注意事项①6 岁以下儿童慎用。②孕妇及哺乳期妇女慎用。③癫痫、肝功能不全患者禁用。④本品只在早晨服药 1 次,午后禁用。⑤为避免产生耐受性,每周仅服药 5~6 日为宜。

(4)不良反应①可出现一过性的失眠、恶心、食欲减少伴体重减轻。②偶见头痛、头昏、恶心、胃痛、皮疹、嗜睡、烦躁不安、易激动及轻度抑郁等,减量或停药可消失。

(5)药物过量服用,出现中枢过度兴奋和过度拟交感症状,表现为呕吐、激幼、震颤、反射亢进、肌肉抽搐、惊厥(可发展为昏迷)、欣快、精神混乱、幻觉、谵妄、出汗、潮红、头痛、高热、心动过速、高血压和瞳孔散大。可用适当支持疗法,减轻外界刺激,防止患者自戕。如患者清醒,可洗胃。氯丙嗪据报道有对抗兴奋和拟交感的作用。透析是否有效未能肯定。

(6)制剂片剂:20mg/片。

8.氟西汀

(1)药理作用与应用本品为氟西汀的盐酸盐。为抗抑郁药,在结构上不同于三环、四环抗抑郁药。其药理作用主要抑制了中枢神经对 5-羟色胺的摄取。

本品尚对胆碱能 M、组胺能和肾上腺能 α1 等受体起拮抗作用。

单剂量口服本品 40mg,6~8 小时达峰浓度 15~55ng/ml,蛋白结合率为 94.5%,排泄缓慢,其消除半衰期约为 2~3 日,其活性代谢产物的消除 $t_{1/2}$ 为 7~9 日。肝功能不全及高龄者体内消除半衰期会明显延长。

(2)用法用量每次 20mg,每日 1 次,早晨服用,若几周后疗效不明显可增至每次 20mg,每日两次(早,晚各 1 次),但日剂量不超过 80mg。

(3)注意事项①对本品过敏者禁用。②禁止与单胺氧化酶抑制剂合用,若服用过单胺氧化酶抑制剂,必需停服 14 日后才能服用本品。若服用本品,需在停用 5 周以后才能服用单胺氧化酶抑制剂。

(4)不良反应常见有皮疹或荨麻疹(4%),食欲减少,体重减少,偶见心律失常、高血压、胃炎、肝功能损害等。

(5)药物相互作用:①与单胺氧化酶合用能引起严重的、有时是致命的反应。②与其他抗抑郁药同服时能使后者的血药浓度增加约 2 倍。③与锂盐合用要监测血锂浓度。④与地西泮同服能延长地西泮的半衰期。

(6)药物过量大剂量服用本品引起恶心、呕吐,超剂量服用可致死。

中毒抢救一般采取支持疗法,活性炭吸附减少吸收,保持呼吸道畅通,监测血压、脉搏、呼吸等生命指标。对症治疗。

(7)制剂散剂:20mg

9.曲唑酮

(1)药理作用与应用 本品为抗抑郁药,从结构上不同于三环、四环及其他抗抑郁药,其作用原理可能是由于本品抑制了脑神经突触体对5-羟色胺的摄取。

本品口服易吸收。口服后约1小时达峰药浓度。其消除为双相消除,起始相 $t_{1/2}$ 为 3~6小时,其后为一缓慢消除相,$t_{1/2}$ 为 5~9 小时。

本品用于抗抑郁。

(2)用法用量 起始剂量,口服 150mg/日,分次服用,其后每 3~4 日,剂量增加 50mg/日,一般每日最大剂量不超过 400mg,在住院条件下可增至每日 600mg,分次服用。一旦出现满意疗效后,逐渐减低用量至最低有效剂量,然后维持。老年人的剂量为 50mg,1 日 2 次,单次剂量可不超过 100mg。

(3)注意事项 ①对本品过敏者禁用。②心脏病患者慎用。③本品对胚胎影响尚未十分清楚,孕妇应用本药前应充分衡量利弊后慎用。本品可进入乳汁,应用本药应停止哺乳。④服药期间避免进行带有危险性的机械操作。

(4)不良反应 偶见窦性心动过缓。另有过敏反应、贫血、胸痛、食欲减退、尿频等。也有报道传导阻滞、体位性低血压、心悸、心律失常、室性心动过速等。

(5)药物相互作用 当本品与地高辛、苯妥英钠同服时可使后二者血药浓度增加。与单胺氧化酶共用时要注意改变剂量,以达最佳疗效。

(6)药物过量 大剂量服用可引起昏睡、呕吐,超剂量可引起呼吸骤停、心电图改变等,严重时可致死。

中毒的治疗一般采取支持疗法及对症治疗,中毒早期可采取洗胃、灌肠,减少药物吸收,利尿剂可有利于药物排泄,加速毒物排出。

(7)制剂 片剂:50mg/片;100mg/片;150mg/片;300mg/片。

第五节 抗癫痫药

癫痫是一种由各种原因引起的脑灰质的偶然、突发、过度、快速和局限性的放电而导致的神经系统临床综合征,尽管近年来手术方法对难治性癫痫的治疗取得了很大进展,但80%的癫痫患者仍然可通过抗癫痫药物获得满意疗效。随着人们对抗癫痫药物的体内代谢和药理学参数的深入研究,临床医生能更加有效地使用抗癫痫药物,使抗癫痫治疗的效益和风险比达到最佳水平。

根据化学结构可将抗癫痫药物分为以下几类:

(1)乙内酰脲类 苯妥英钠、美芬妥英等。

(2)侧链脂肪酸类 丙戊酸钠、丙戊酰胺等。

(3)亚氏胺类 卡马西平。

(4)巴比妥类 巴比妥钠、异戊巴比妥、甲基苯巴比妥、扑米酮。

(5)琥珀酰亚胺类 乙琥胺、甲琥胺、苯琥胺等。

(6)磺胺类醋氮酰胺、舒噻嗪等。

(7)双酮类三甲双酮、双甲双酮等。

(8)抗癫痫新药氨乙烯酸、氟氯双胺、加巴喷丁、拉莫三嗪、非氨酯、托吡酯。

(9)激素类 ACTH、强的松。

(10)苯二氮卓类地西泮、氯硝西泮等。

1.苯妥英钠

别名:大仑丁,二苯乙内酰脲。

(1)药理作用与应用 能稳定细胞膜,调节神经元的兴奋性,抑制癫痫灶内发作性电活动的传播和扩散,阻断癫痫灶对周围神经元的募集作用。对于全身性强直阵挛发作、局限性发作疗效好,对精神运动性发作次之,对小发作无效。是临床上应用最广泛的抗癫痫药物之一。口服主要经小肠吸收,成人单剂口服后 t_{max} 为 3~8h,长期用药后 $t_{1/2}$ 为 10~34h,平均 20h。有效血浓度为 10~20μg/ml,开始治疗后达到稳态所需时间为 7~11d。

(2)不良反应

①神经精神方面 神经症状有眩晕、构音障碍、共济失调、眼球震颤、视力模糊和周围神经病变。精神症状包括智力减退、人格改变、反应迟钝和神经心理异常。

②皮肤、结缔组织和骨骼 可有麻疹样皮疹、多形性红斑、剥脱性皮炎和多毛。齿龈增生常见于儿童和青少年。小儿长期服用可引起钙磷代谢紊乱、骨软化症和佝偻病。

③造血系统

巨红细胞贫血、再生障碍性贫血、白细胞减少等。

④代谢和内分泌 可作用于肝药酶,加速皮质激素分解,也可抑制胰岛素分泌、减低血中 T3 的浓度。

⑤消化系统 可有轻度厌食、恶心、呕吐和上腹疼痛,饭后服用可减轻症状。

⑥致畸作用 癫痫母亲的胎儿发生颜面和肢体远端畸形的危险性增加,但是否与服用苯妥英钠有关目前尚无定论。

(3)注意事项 应定期检查血常规和齿龈的情况,长期服用时应补充维生素 D 和叶酸。妊娠、哺乳期妇女和肝、肾功能障碍者慎用。

(4)禁忌证 对乙内酰脲衍生物过敏者禁用。

(5)药物相互作用

①与卡马西平合用,可使两者的浓度交互下降。

②与苯巴比妥合用,可降低苯妥英钠的浓度,减低疗效。

③与扑米酮合用,有协同作用,可增强扑米酮的疗效。

④与丙戊酸钠合用,可使苯妥英钠的血浓度降低。

⑤与乙琥胺和三甲双酮合用,可抑制苯妥英钠的代谢,使其血浓度增高,增加毒性作用。

⑥与三环类抗抑郁药合用,可使两者的作用均增强。

⑦与地高辛合用,可增加地高辛的房室传导阻滞作用,引起心动过缓。地高辛能抑制苯妥英钠的代谢,增加其血浓度。

⑧不宜与氯霉素、西咪替丁、磺胺甲噁唑合用。

⑨与地西泮、异烟肼、利福平合用时,应监测血浓度,并适当调整剂量。

⑩与孕激素类避孕药合用时可降低避孕药的有效性。

(7)用法与用量 成人,50～100mg,bid～tid,一般200～500mg/d,建议每天1次给药,最好晚间服用,超大剂量时可每天2次。儿童每天5～10mg/kg,分2次给药。静脉用药时,缓慢注射(<50mg/min),成人15～18mg/kg,儿童5mg/kg,注射时须心电监测。

(8)制剂 片剂:100mg。

注射剂:5ml:0.25g。

粉针剂:0.1g,0.25g。

2.乙苯妥英

别名:皮加隆,乙妥英。

(1)药理作用与应用 类似苯妥英钠,但作用及不良反应均比苯妥英钠小。临床常与其他抗癫痫药合用,对全身性发作和复杂部分性发作有较好疗效。

(2)不良反应 比苯妥英钠少,有头痛、嗜睡、恶心、呕吐,共济失调、多毛和齿龈增生少见。

(3)用法与用量 口服。成人,开始剂量0.5～1.0g/d,每1～3天增加0.25g,最大可达3.0g/d,分4次服用。儿童,1岁以下0.3～0.5g/d,2～5岁0.5～0.8g/d,6～12岁0.8～1.2g/d。

(4)制剂 片剂:250mg,500mg

3.甲妥英

别名:美芬妥英。

(1)药理作用与应用

与苯妥英钠相似,但有镇静作用。主要用于对苯妥英钠效果不佳的患者。对小发作无效。

(2)不良反应 毒性较苯妥英钠强,有嗜睡、粒细胞减少、再生障碍性贫血、皮疹、中毒性肝炎反应。

(3)用法与用量 成人,50～200mg,qd～tid。儿童,25～100mg,tid。

(4)制剂 片剂:50mg,100mg。

4.丙戊酸钠

别名:二丙二乙酸钠,抗癫灵,戊曲酯。

(1)药理作用与应用

可能通过增加脑内抑制性神经递质GABA的含量,降低神经元的兴奋性,或直接稳定神经元细胞膜而发挥抗癫痫作用。口服吸收完全,t_{max}为1～4h,$t_{1/2}$为14h,达到稳态所需时间4d,有效血浓度为67～82μg/ml。本品是一种广谱抗癫痫药,对各型小发作、肌阵挛发作、局限性发作、大发作和混合型癫痫均有效,对复杂部分性发作、单纯部分性发作和继发性全身发作的效果不如其他一线抗癫痫药。此外本药还可用于治疗小舞蹈病、偏头痛、心律失常和顽固性呃逆。

(2)不良反应

①消化系统症状有恶心、呕吐、厌食、消化不良、腹泻、便秘等。治疗过程中还可发生血氨升高,少数患者可发生脑病。在小儿以及抗癫痫药合用的情况下容易发生肝肾功能不全,表现为头痛、呕吐、黄疸、浮肿和发热。一般情况下肝毒性的发生率很低,约1/50 000。严重肝毒性

致死者罕见。

②神经系统常见震颤,也可有嗜睡、共济失调和易激惹症状。认知功能和行为障碍罕见。

③血液系统由血小板减少和血小板功能障碍导致的出血时间延长、皮肤紫斑和血肿。

④致畸作用妊娠初期服药可致胎儿神经管发育缺陷和脊柱裂等。

⑤其他偶见心肌劳损、心律不齐、脱发、内分泌异常、低血糖、急性胰腺炎。

(3)注意事项服用6个月以内应定期查肝功和血象。有先天代谢异常者慎用。

(4)禁忌证肝病患者禁用。

(5)药物相互作用

①丙戊酸钠为肝药酶抑制剂,二者合用时能使苯巴比妥、扑米酮、乙琥胺的血浓度增高,而苯巴比妥、扑米酮、苯妥英钠、乙琥胺、卡马西平又可诱导肝药酶,加速丙戊酸钠的代谢,降低其血浓度。

②与阿司匹林合用可使游离丙戊酸钠血浓度显著增高,半衰期延长,导致丙戊酸钠蓄积中毒。

(6)用法与用量

①抗癫痫成人维持量为600～1800mg/d,儿童体重20kg以上时,不超过每天30mg/kg,体重小于20kg时可用至每天40mg/kg,每天剂量一般分2次口服。

②治疗偏头痛1200mg/d,分2次口服,维持2周可显效。

③治疗小舞蹈病口服,每天15～20mg/kg,维持3～20周。

④治疗顽固性呃逆口服,初始剂量为每天15mg/kg,以后每2周每天剂量增加250mg。

(7)制剂

①丙戊酸钠片剂:100mg,200mg,250mg。

②糖浆剂:5ml:250mg;5ml:500mg。

③丙戊酸胶囊:200mg,250mg。

④丙戊酸氢钠(肠溶片):250mg,500mg。

⑤丙戊酸/丙戊酸钠(控释片):500mg。

5.丙戊酸镁

(1)药理作用与应用新型广谱抗癫痫药,药理作用同丙戊酸钠。适用于各种类型的癫痫发作。

(2)不良反应嗜睡、头昏、恶心、呕吐、厌食、胃肠道不适,多为暂时性。

(3)注意事项孕妇、肝病患者和血小板减少者慎用。用药期间应定期检查血象。

(4)药物相互作用与苯妥英钠和卡马西平合用可增加肝脏毒性,应避免合用。

(5)用法与用量

口服。成人,200～400mg,tid,最大可用至600mg,tid。儿童每天20～30mg/kg,分3次服用。

(6)制剂片剂100mg,200mg。

6.丙戊酰胺

别名:丙缬草酰胺,癫健安,二丙基乙酰胺。

(1)药理作用与应用 其抗惊厥作用是丙戊酸钠的2倍,是一种作用强见效快的抗癫痫药。临床用于各型癫痫。

(2)不良反应 头痛、头晕、恶心、呕吐、厌食和皮疹,多可自行消失。

(3)用法与用量

口服。成人,0.2~0.4g,tid。儿童每天10~30mg/kg,分3次口服。

(4)制剂 片剂:100mg,200mg。

7.唑尼沙胺

别名:Exogran。

(1)药理作用与应用 本品具有磺酰胺结构,对碳酸酐酶有抑制作用,对癫痫灶放电有明显的抑制作用。本品口服易吸收,t_{max}为5~6h,$t_{1/2}$为60h。临床主要用于全面性发作、部分性发作和癫痫持续状态。

(2)不良反应 主要为困倦、焦躁、抑郁、幻觉、头痛、头晕、食欲不振、呕吐、腹痛、白细胞减少、贫血和血小板减少。

(3)注意事项 不可骤然停药,肝肾功能不全者、机械操作者、孕妇和哺乳期妇女慎用。定期检查肝肾功能和血象。

(4)用法与用量 成人初量100~200mg,分1~3次口服,逐渐加量至200~400mg,分1~3次口服。每天最大剂量600mg。儿童2~4mg/kg,分1~3次口服,逐渐加量至8mg/kg,分1~3次口服,每天最大剂量12mg/kg。

(5)制剂 片剂100mg。

8.三甲双酮

(1)药理作用与应用 在体内代谢成二甲双酮起抗癫痫作用,机制不明。口服吸收好,t_{max}为30min以内,二甲双酮$t_{1/2}$为10d或更长。主要用于其他药物治疗无效的失神发作,也用于肌阵挛和失张力发作。

(2)不良反应 有骨髓抑制、嗜睡、行为异常、皮疹、胃肠道反应、肾病综合征、肌无力综合征和脱发。有严重的致畸性。

(3)禁忌证 孕妇禁用。

(4)用法与用量 口服。成人维持量为750~1250mg/d,儿童每天20~50mg/kg。(5)制剂 片剂150mg。

胶囊剂300mg。

第三章 脑血管病的护理与中医养生

第一节 脑血管病的护理

说到神经系统疾病,人们往往联想起精神病。其实,神经系统疾病与精神病不一样。前者是神经系统器质性病变引起的,而后者常是功能性疾病。在日常生活中,我们经常遇到头痛、晕厥、偏瘫、痴呆、昏迷等症状和急性脑血管病、癫痫、帕金森氏病等疾病,这些都是神经系统的常见症状和疾病。下面我们将主要介绍这些症状、疾病与护理。

一、神经系统疾病的常见症状与家庭护理

(一) 头痛

头痛是一种常见的症状,许多疾病都会引起头痛,这是为什么呢?头颅中的哪些结构受累时可以感到疼痛?原来,大脑虽然主宰着全身的各种机能,但它本身并没有感觉,颅内外血管及脑膜在头痛中扮演着重要的角色。当各种原因使它们受到牵拉、移位时,患者就会感到头痛。此外,头皮与面部结构对疼痛刺激也很敏感。

在引起头痛的许多原因中,颅内压增高是最危险的原因,如不及时发现、治疗,会引起严重的后果。引起颅内压增高的疾病主要有颅内肿瘤、颅脑外伤、颅内感染、各种脑血管病、脑寄生虫等。这种头痛剧烈难忍,而且常伴有呕吐。咳嗽、用力大便可使头痛加重。

偏头痛是日常生活中较常见的一种头痛。患者常主诉一侧或双侧头部搏动性跳痛,可伴有呕吐,任何外界刺激都会使头痛加重。2~3h后头痛会自行消失。这种头痛的诱因包括强烈的情绪刺激、月经来潮、食用某些食物和饮料,如奶酪、巧克力和酒等。

此外,精神紧张,头、颈、肩胛带姿势不良等可使头皮与颈部肌肉持久地收缩,引起紧张性头痛。面部疾病如副鼻窦炎等可使颜面及头部血管充血、扩张而引起头痛。

护理要点:

(1) 大部分头痛仅是疲劳、紧张过度的一种表现,但有的头痛背后隐藏着严重的疾病,所以不可掉以轻心。有了头痛应该去医院检查。

(2) 引起头痛的原因很多。在未去医院检查前,不要自行乱用止痛药。以免掩盖病情,影响诊断和治疗。

(3) 针对病因进行治疗护理。经医院检查,若头痛仅由于疲劳紧张过度引起,除遵医嘱适当服用止痛剂与镇静剂外,应特别注意休息。如为偏头痛,可在医师的指导下服用去痛片、麦角胺咖啡因、苯噻啶、卡马西平等;如头痛由于其他疾病继发而来,则应积极治疗原发病。

(二) 晕厥

晕厥是一种短暂的意识丧失。它可以毫无预兆性地发生,也可以有全身不适、心慌、面色苍白、出冷汗等先兆症状。发作一般几分钟后即自行恢复,不会遗留什么症状。所以发作时常

常来不及找医生看病,而事后检查又查不出什么异常。判断患者是否晕厥最主要的是看患者犯病的时候有无意识丧失。

晕厥的原因很多,有的由心脏疾病如心律失常、病态窦房结综合征等引起;有的由脑部疾病如严重的动脉硬化、脑室系统肿瘤等引起。但大多数晕厥是在精神受到刺激时,自主神经功能紊乱,心、血管功能受到抑制,使血压下降、心跳变慢引起的。医学上将此类型晕厥称反射性晕厥。它的直接原因可以是精神紧张、恐惧、注射或各种穿刺术、疲劳、饥饿、体位突然改变、剧烈咳嗽等。此外,在颈部颈动脉壁上有一个叫动脉窦的结构,它对血液循环有一定的调节作用。当它受到刺激时,可造成血压下降、心跳变慢,也能引起晕厥。有的人颈动脉窦过敏,稍受刺激也会晕厥。

护理要点:

(1)晕厥仅是一种症状,原因较多。所以,有晕厥表现的患者应到医院做详细检查。

(2)晕厥的防治。根据病因不同,分别如下:

1)应尽量避免各种诱因,如精神刺激、疲劳、长时间站立等。出现先兆症状时,应立即平卧,以免晕厥发生。

2)晕厥发作时,应注意保护患者,扶患者平卧,防止跌伤等意外发生。发作后患者要适当休息,以减少不适感觉。

3)体位性低血压的患者,应避免长期卧床和突然的体位变动,可适当参加体育锻炼,如散步、打太极拳等。

4)颈动脉窦过敏的患者,应避免突然转头或衣领过高、过紧;同伴或家人之间开玩笑时,不要掐脖子,以免发生意外。

5)因心脏或脑部疾病引起的晕厥,应积极配合医生治疗原发病。

(三)偏瘫

偏瘫俗称"半身不遂",指一侧上下肢运动功能丧失。大多是对侧大脑半球疾患所致。常见于中风、颅脑损伤、脑瘤、脑脓肿等颅脑疾患。

偏瘫急性期时瘫痪肢体肌肉松弛,一般发病2～3周后肌肉紧张度逐渐增高,伸直和屈曲瘫痪肢体时,能感到瘫痪肢体发硬。

护理要点:

偏瘫患者的家庭护理,无论在疾病急性期还是恢复期都非常重要。家庭护理的目的是减轻患者痛苦,促进肢体功能恢复,防止肌肉萎缩、关节畸形。护理内容除一般的生活照顾外,帮助患者尽快恢复瘫肢功能最为重要。

(1)病情稳定24h后,家人即可给患者按摩、活动瘫肢的各关节,以促进血液循环,刺激本体感受器,引起反射活动,防止肌肉、韧带挛缩。

(2)让患者保持正确的卧床体位。仰卧位时可在后背垫一个枕头,使肩略向前,上肢稍上抬,手掌略外旋。膝关节下再垫一枕头,使膝部稍抬高,足底以硬枕支托,使足底与床面成直角。向瘫痪侧卧位时,肩要保持向前的位置,上肢伸展,手掌向上;患侧膝关节略屈曲,两膝之间放一软枕,以减轻健康腿对患腿的压迫。

(3)疾病进入恢复期,家人即可按下列顺序帮助或协助患者训练瘫痪肢体。

1)偏瘫肢体的被动运动首先使患者全身特别是准备接受训练的部位放松,家人帮助患者活动瘫肢的大小关节,如肩、肘、腕、髋、膝、踝、指趾关节等。每次 4～5min,每天 3～4 次。如果肢体远端有水肿,应做由远端(距心脏远的一端如手指足趾)向近端的肢体按摩,并注意抬高患肢的远端,以利于水肿的消退。

2)偏瘫肢体主动运动当患侧的肌力已有恢复时,家人应积极鼓励患者做主动运动。暂不能下床的患者,可在床上练习肩关节外展及向前、向后运动,屈曲和伸展肘关节、腕关节,握拳和伸掌动作;下肢坚持做外展和内旋运动,屈伸膝关节,活动足趾关节。每次做 10min,每日 2 次,逐渐达到上抬患肢,为站立和行走创造必要条件。锻炼站立时,最初在家人的帮助下进行,逐渐过度到自己扶持物体如床栏杆、墙壁站立,练习用患足持重。当患者能独立站立并保持体位平衡后,开始练习行走。最初亦需家人搀扶,行走时力求平稳,培养正确的步态,防止身体过于向健侧倾斜。

如果偏瘫难以恢复,应坚持自行被动运动,以及坐轮椅散步,在水中运动等,运动时注意姿势平衡,以期瘫肢功能得以恢复。

(4)要及时鼓励患者的每一点进步,注意倾听患者的诉说。使患者始终保持乐观的情绪与必胜的信心。

(5)患者锻炼时,家人应陪伴、保护患者,防止跌伤、骨折等意外发生。上肢瘫痪未恢复时,由于肌肉无力或僵硬,患者站立时易造成肩关节脱位或半脱位以及疼痛。这样,患者立位时应用吊带吊托起上臂。

(四)痴呆

痴呆是以严重的智能衰退为主要表现的疾病,即可能由于大脑器质性的损害引起,也可能由于大脑功能性的异常引起。儿童智能发育不全一般不属于痴呆,因为痴呆通常是指智能已相当成熟后,由于某种原因又逐渐衰退。

产生痴呆的疾病很多,有以痴呆作为突出症状的疾病。有伴有其他神经征象的痴呆综合征和具有痴呆征象的全身疾病。但痴呆的共同表现是:早期反应能力降低,对外界事物不能认真分析,容易疲劳。随着病情发展,出现记忆障碍,严重的记忆障碍造成定向紊乱,患者不能分辨方位与时间。病情进一步发展,可以出现思维能力障碍、性格改变与情感障碍。表现为言语杂乱无章、急躁易怒、谨小慎微、自私自利、哭笑无常。所有痴呆患者病情严重时可发展到完全丧失生活能力,终日不吃不喝,卧床不起,直到昏迷、衰竭,最后死亡。

大脑的许多疾病可以引起痴呆。有些疾病如颅内肿瘤、脑血管病、慢性硬膜下血肿等引起的痴呆可以进行治疗,通过有效地治疗可以终止痴呆的发展。

护理要点

1.轻型的痴呆患者,仍然保持一定的工作能力和独立生活能力。不需要特别的照顾,只要家人经常提醒就可以了。还可经常帮助患者做智力练习,以及唠家常、看电视和力所能及的计算等。

2.比较重的痴呆患者,记忆力不好,出门回不了家,见了熟人分不清,还可能出现行为异常。这时,出门需要人伴随,生活要有人照顾,情绪激动时要劝解、安慰患者,必要时可督促患者服用一些镇静药。对合并妄想、抑郁的患者要加强看护,防止自伤和伤人,并可在医生的指导下服用一些抗精神病的药物。

3.晚期的痴呆患者不思饮食、卧床不起。此时,家庭护理特别重要。护理的目的是防止各种并发症,尽力维持患者生命功能。

(1)营养供给,要定时协助患者进食。对拒食的患者,要百般劝慰,实在不能主动进食的患者要下鼻饲管。食物要易于消化并富于营养,鼻饲液可为牛奶、米汤、肉汤等。每天4～5次,每次200～350毫升。

(2)注意与患者接触、亲近,特别是对还保存一定思想感情的患者,要在语言上多加鼓励和安慰,使其精神有所寄托。因为有一些痴呆患者,很容易受精神刺激,甚至在一次精神刺激后病情加重。

(3)防止呼吸道感染。季节变化时,家人要及时为患者加减衣服;保持室内温度不冷不热、空气流通;避免与感冒患者接触。一旦感冒,要立即治疗。

(4)防止褥疮(压力伤)。经常帮助患者翻身,及时清理患者的大、小便。另外,可经常给患者擦浴、按摩,对易受压的部位如骶部、髋关节等处,可垫软枕,以防过度受压。

(五)昏迷

昏迷是意识完全丧失的一种严重情况。患者对语言无反应,各种反射(如吞咽反射、角膜反射、瞳孔对光反射等)呈不同程度的丧失。

引起昏迷的原因有两个方面,一个是由于大脑病变引起的昏迷,这包括脑血管疾病(如脑出血、脑梗死等)、脑外伤、脑肿瘤、脑炎、中毒性脑病等;另一个是由于全身疾患引起的昏迷,这包括酒精中毒、糖尿病酮症酸中毒、尿毒症、肝昏迷、一氧化碳中毒等。

日常生活中,我们经常遇到如下两种情况。一种是我们身边突然出现患者昏迷;另一种是患者因脑血管病或颅脑外伤等已昏迷一定时期,病情稳定后需回家中恢复和休养。做好这两种情况下昏迷患者的护理是家庭护理的重点。

护理要点:

1.当我们身边突然出现疑似昏迷的患者时,鉴别患者是否昏迷最简单的办法是用棉芯轻触一下患者的角膜,正常人或癔症患者都会出现眨眼动作,而昏迷,特别是深昏迷患者毫无反应。当确定患者昏迷时,应尽快送患者到医院抢救。在护送患者去医院途中,要注意做好如下几点。

(1)要使患者平卧,头偏向一侧,以保持呼吸道通畅。

(2)患者有活动性假牙,应立即取出,以防误入气管。

(3)注意给患者保暖,防止受凉。

(4)密切观察病情变化,经常呼唤患者,以了解意识情况。对躁动不安的患者,要加强保护,防止意外损伤。

2.对于长期昏迷的患者,做好如下护理非常重要。

(1)饮食护理。应给予患者高热量、易消化流质食物;不能吞咽者给予鼻饲。鼻饲食物可为牛奶、米汤、菜汤、肉汤和果汁水等。另外,也可将牛奶、鸡蛋、淀粉、菜汁等调配在一起,制成稀粥状的混合奶,鼻饲给患者。每次鼻饲量200～350毫升,每日4～5次。鼻饲时,应加强患者所用餐具的清洗、消毒。

(2) 保持呼吸道通畅,防止感冒。长期昏迷的患者机体抵抗力较低,要注意给患者保暖,防止受凉、感冒。患者无论取何种卧位都要使其面部转向一侧,以利于呼吸道分泌物的引流;当患者有痰或口中有分泌物和呕吐物时,要及时吸出或抠出;每次翻身变换患者体位时,轻扣患者背部等,以防吸入性或坠积性肺炎的发生。

(3) 预防褥疮。昏迷患者预防褥疮最根本的办法是定时翻身,一般每2—3h翻身一次。另外,还要及时更换潮湿的床单、被褥和衣服。现介绍1人翻身法(以置患者于左侧卧位为例):第一步家属站于患者右侧,先使患者平卧,然后将患者双下肢屈起;第二步家属将左手臂放于患者腰下,右手臂置于患者大腿根下部,然后将患者抬起并移向右侧(家属侧),再将左手放在患者肩下部,右手放于腰下,抬起、移向右侧;第三步将患者头、颈、躯干同时转向左侧即左侧卧位;最后在患者背部、头部各放一枕头,以支持其翻身体位,并使患者舒适。

(4) 预防烫伤。长期昏迷的患者末梢循环不好,冬季时手、脚越发冰凉。家人在给患者使用热水袋等取暖时,一定要注意温度不可过高,一般低于摄氏50度,以免发生烫伤。

(5) 防止便秘。长期卧床的患者容易便秘,为了防止便秘,每天可给患者吃一些香蕉及蜂蜜和含纤维素多的食物,每日早晚给患者按摩腹部。3天未大便者,应服用麻仁润肠丸或大黄苏打片等缓泻药,必要时可用开塞露帮助排便。

(6) 防止泌尿系感染。患者如能自行排尿,要及时更换尿湿的衣服、床单、被褥。如患者需用导尿管帮助排尿,每次清理患者尿袋时要注意无菌操作,导尿管要定期更换。帮助患者翻身时,不可将尿袋抬至高于患者卧位水平,以免尿液反流造成泌尿系感染。

(7) 防止坠床。躁动不安的患者应安装床挡,必要时使用保护带,防止患者坠床、摔伤。

(8) 预防结膜、角膜炎。对眼睛不能闭合者,可给患者涂用抗生素眼膏并加盖湿纱布,以防结、角膜炎的发生。

(9) 一般护理。每天早晚及饭后给患者用盐水清洗口腔,每周擦澡1～2次,每日清洗外阴一次,隔日洗脚一次等。

二、神经系统常见疾病的家庭护理

(一)急性脑血管疾病

急性脑血管疾病俗称中风,亦称脑卒中或脑血管意外。它是以突然昏倒、不省人事,伴发口眼歪斜、语言不利、半身不遂或无昏迷而突然出现半身不遂等症状的一类疾病。包括短暂性脑缺血发作、脑血栓、脑栓塞、脑出血、蛛网膜下隙出血等。这类疾病来势凶猛,病情变化迅速,致残率和死亡率均较高。但如能早期诊治与护理,对疾病的预后会起到良好作用。下面分别叙述这类疾病的特征。

1. 短暂性脑缺血发作(TIA)

TIA是指人脑某一局部一时性的血液供应不足。其症状与脑内相应受累的供血区有关。因此,本病亦可分为颈内动脉系统短暂性脑缺血发作和椎基底动脉系统短暂性脑缺血发作。前者表现主要为发作性一侧上肢或半身的活动不灵、言语障碍、半身麻木等;后者以眩晕和耳鸣最为常见,可伴有呕吐,亦可出现复视、吞咽困难、面部麻木等。症状持续数分钟至数小时,一般不超过24h,常反复发作。

该病的病因主要与脑动脉硬化有关。TIA发作虽然是短暂性的可以恢复的脑血管病,但它的发作说明颈内动脉系统或椎基底动脉系统的损害已达到难以代偿的程度而影响了脑血液供应。若不及时治疗,病变将进一步发展,以致脑血管梗死。所以TIA是缺血性中风的先兆。如能在这个时期内及时采取适当的治疗措施,有可能推迟或防止持久性瘫痪的发生。

2.脑血栓

脑血栓也称脑血栓形成,是缺血性脑血管疾病中常见的一种。病因主要为脑动脉硬化和脑动脉炎。临床症状一般在数小时至一两天内逐渐加重。颈内动脉系统的血栓形成主要表现为半身不遂、偏瘫、感觉障碍、言语障碍;椎动脉系统的血栓形成症状和短暂性脑缺血发作时的表现基本相似,只是症状持续而且比较重。

3.脑栓塞

在医学上,我们把人体血液循环中出现的并且随血液流动的异物,如心脏瓣膜上脱落的赘生物、凝血块、动脉粥样硬化斑脱落的碎块、脂肪组织及气泡等称为栓子。当栓子堵塞脑血管,就会造成局部脑组织缺血、缺氧、软化、坏死,出现与脑血栓相同的临床症状,这就是脑栓塞。与脑血栓相比,脑栓塞起病更快,立即出现脑的局部症状,而且以起病当时最为严重,甚至可以昏迷。

脑梗死是临床上经常使用的一个诊断,它泛指由于各种原因导致脑动脉血管闭塞或堵塞后出现的缺血性中风的表现,包括脑血栓和脑栓塞。也就是说脑梗死是脑血栓和脑栓塞的总称。

4.脑出血

脑出血也称脑溢血,是指脑实质内的血管破裂,血液溢出。脑出血后,血液在脑内形成脑血肿。由于血肿的占位及压迫,产生脑水肿和颅内压增高等表现。病因主要是高血压和动脉硬化,少数是动脉炎、脑血管畸形和动脉瘤破裂、脑瘤出血、血液病等。多在劳累、生气、情绪激动后突然发病。主要表现如下。

(1)局部症状:半身瘫痪、言语障碍、感觉障碍、眩晕、视力障碍等。

(2)全身症状:头痛、呕吐、嗜睡、昏迷等。由于出血部位和出血多少的不同,脑出血患者的表现也有轻有重。轻型者可能仅有局部症状,严重者可在数小时内死亡。

5.蛛网膜下腔

出血蛛网膜下腔出血是指脑表面或脑底部血管破裂,血液直接进入蛛网膜下腔。病因主要是颅底先天性动脉瘤,其次是脑血管畸形。起病急骤,常在用力或情绪激动的情况下发病,多为青壮年。患者突然出现剧烈的全头痛和呕吐,颈项强直。轻者意识清楚,重者可以昏迷甚至突然呼吸停止而死亡。

护理要点:

脑血管病是人类患病率、致残率、死亡率最高的疾病之一,它的预防、早期发现与救护、恢复期护理是我们家庭护理的重点。

1.脑血管病的预防

根据脑血管病的危险因素,我们建议如下预防措施。

(1)35岁以上的人群应定期体检和化验,着重了解有无下列疾病如高血压、糖尿病、心脏病等,血脂情况,是否肥胖,吸烟、酗酒习惯等也应引起重视。

(2)有以上一项或多项异常者,应定期去看医生,接受医护人员的健康指导。

(3)高血压是引起脑血管病最危险的因素,对于已确诊高血压病的患者[收缩压≥21千帕(160毫米汞柱)、舒张压≥12.6千帕(95毫米汞柱)],应在医生的指导下进行规范的治疗,按时服药,定期复查。避免不规则用药和血压的高低波动。

(4)TIA是中风的危险信号,一旦出现TJA的表现,应立即去医院检查治疗,以免发生严重后果。

(5)生活有规律。患者应学会安排好自己的工作、学习和生活,避免过分的紧张和疲劳。劳累或紧张后要安排适当的休息。要学会善于控制自己的情绪,正确对待周围环境及发生的事物,避免过分的情绪激动。饮食宜清淡,并参加适当的体育锻炼,如散步、做体操等,以消除中风的诱发因素。

(6)有吸烟、酗酒习惯的人,特别是合并有高血压、糖尿病、心脏病等的患者,宜戒除烟、酒。

(7)及时治疗可能引起中风的疾病,如动脉粥样硬化、糖尿病、冠心病、高血脂症、肥胖病等。

2.中风的早期发现与救护 当有人发生中风时,不要惊慌失措,并帮助患者保持安静。患者的精神紧张和不恰当的搬动都可能使其病情加重。对神志不清者,家属应先轻轻把患者放平,然后根据不同情况进行不同的处理。

(1)如患者抽搐,有活动性假牙应先取出,再将手帕或毛巾放于患者上下齿之间,以防舌咬伤。

(2)如患者呕吐,要将其头偏向一侧,以防呕吐物坠入气管。

(3)患者情况稍稳定后,应立即送其到附近医院救治。在搬动患者时,要使患者头、颈、躯干在一条直线上;运送患者时,要使患者平卧,头偏向一侧,并注意观察患者的病情变化。到医院后,家属要向医护人员介绍患者发病经过、病情变化及用药情况等。

神志清楚的患者,自己不要紧张,不要随便活动,须安静卧床,由家人或医护人员护送到医院诊治。

急性脑血管病经医院抢救、治疗进入恢复期后,需回家中休养及功能锻炼,其护理要点参见昏迷与偏瘫患者的护理要点。

(二)癫痫

癫痫是由于大脑病变所致反复发作性疾病,可表现为运动、感觉、意识、行为、自主神经等的不同障碍,或兼而有之。癫痫按病因可分为原发性癫痫与继发性癫痫两大类。原发性癫痫可能与遗传有关。继发性癫痫是由于脑外伤、脑肿瘤、脑炎、脑寄生虫、脑发育不全、脑血管病等引起。按其发作特点可分为4类:①大发作,俗称"羊角风",最常见。其发作突然,表现为在安静或活动时突然发出一声尖叫,人事不知倒地,接着全身抽动、面色青紫、口吐白沫,常有舌唇咬破、尿失禁等现象。每次发作历时数分钟,发作后昏睡数十分钟。②小发作,表现为极短暂的神志丧失,一般几秒钟,无抽动。③精神运动性发作,表现为短时的行为、记忆、认识等障碍,以及幻觉和错觉等,常被误认为是精神病而耽误治疗。④局限性发作,只有局部肌肉的抽动。

护理要点：

1.癫痫是一种慢性病，在家庭中安排好患者的生活非常重要。

(1)首先要帮助患者建立自信心，绝大部分患者在正确的治疗下，基本上可以和健康人一样生活和工作，并拥有幸福和成就。

(2)培养良好的生活规律和饮食习惯，避免过饱、过劳、睡眠不足和情感冲动。食物以清淡为宜，不宜辛辣。戒除烟酒。

(3)除带有明显危险性的工作和活动如驾驶车辆、攀高、游泳等需限制外，应鼓励患者参加适当的体力与脑力活动。

2.癫痫有明确的病因时，如脑瘤、脑寄生虫病等应首先针对病因治疗。但大多数患者需长期服药治疗以控制发作。药物的选择主要决定于癫痫发作的类型与药物毒性。癫痫大发作常用苯妥英钠、苯巴比妥、丙戊酸钠等；小发作常用丙戊酸钠、乙琥胺；局限性发作使用苯妥英钠、卡马西平、苯巴比妥；精神运动性发作使用卡马西平、硝基安定等。但具体使用哪种药物、量多少，还需要听从医生的指导。

(1)在家中服药时，患者一定要坚持按时、按量、长期服药的原则。因为要使抗癫痫药有效地控制发作，必需使患者血液中保持一定量的药物浓度。能够有效地控制癫痫发作的药物浓度叫有效浓度。只有按时、按量、长期坚持服药，才能使血液中的药物稳定地保持有效浓度，达到控制癫痫发作的目的。

(2)不能突然停药或换药。由于癫痫发作的减少、对抗癫痫药毒副作用的担心以及对长期服药的厌烦或药物效果不明显时，部分患者擅自停药，这种做法是非常不对的。突然停药的后果是使癫痫发作增多，甚至出现癫痫持续状态，危及生命。如果因为某种原因必需停药，安全的办法是在医生的指导下逐渐减量，直到完全停止。这样，才能避免突然停药造成的危害。

3.当我们身旁突然有人癫痫发作时，应先扶患者卧倒，防止跌伤或伤人。然后把患者头偏向一侧，解开衣领和腰带，以使呼吸通畅。取出假牙，将毛巾、手帕或外裹纱布的压舌板塞于齿间，以防舌咬伤。惊厥时不可用力按压患者的肢体，以免发生骨折、脱臼。抽搐停止后，轻轻擦去患者口边的唾液，换上干净衣服，盖上被子让患者休息。同时，别忘了给患者服抗癫痫药。如果一次抽搐后还未完全清醒，又发生抽搐，这叫癫痫持续状态，一定要赶紧送医院急救。

(三)帕金森氏病

帕金森氏病又称震颤麻痹，是中老年人的一种常见疾病。它的主要表现是震颤、强直、运动缓慢及姿势障碍等。①震颤：多从一侧肢体开始，节律性抖动，静止休息时更明显，睡眠时消失。随着疾病的发展，对侧肢体及下颌、口唇、舌部也会出现颤抖。②强直：肢体与躯干肌肉僵硬，面部表情刻板，眨眼动作减少，称为"面具脸"。③动作缓慢：日常生活中的各种动作如穿衣服、系鞋带等动作缓慢，字越写越小，行走时两步之间距离缩小，讲话声音低沉、语音单调，后期可能有吞咽困难、进食呛咳。④姿势障碍：患者站立时头颈与躯干前倾，膝关节微曲；行走时，身体前倾，容易跌倒。其他可能还有皮肤油脂溢出、排便困难、情绪低落以及智能减退等症状。

帕金森氏病的发病机理还不十分清楚，其病理变化主要为脑内的黑质、尾状核、壳核中的多巴胺含量减少。神经元的老化、环境中的有害物质、感染、一氧化碳中毒以及遗传倾向等，都被}人为与本病的发生有关。

护理要点：

1.帕金森氏病是一种慢性疾病,但却是进行性加重,有的患者病情也可以发展得很快。因此,要早治疗,并且需长期服药。常用的药物有金刚烷胺、安坦、左旋多巴、美多巴等。这些药物长期服用会出现疗效减退或副作用。所以家人除要督促患者按时服药外,还要注意观察患者的服药效果及药物的副作用,以利于医生及时调整药物剂量与种类。

2.鼓励早期患者多作主动运动,尽量继续工作,培养业余爱好。

3.积极进行功能锻炼,尤其是姿势与步态的训练。日常生活尽量让患者自己完成,但要注意保护患者,防止患者跌跤。

4.多吃蔬菜、水果或蜂蜜,防止便秘;避免刺激性食物、烟、酒等。

5.对晚期卧床不起的患者,应帮助其勤翻身,在床上多做被动运动,以防止关节固定、褥疮和坠积性肺炎的发生。

(四)老年性痴呆

老年性痴呆是大脑的一种退行性病变,多有脑萎缩,尤其是大脑额叶皮层的萎缩。一般男性在65岁、女性在55岁以后发病。发病早期只是注意力不集中、记忆力衰退,慢慢发展到思想贫乏、行为幼稚、情绪不稳、计算力差、不理解别人的话,最后则卧床不起,完全丧失生活能力。

老年性痴呆患者常伴有其他器官衰老的表现,如发白齿落、皮肤老年斑、步态不稳、手足震颤等。到医院做颅脑CT可以发现脑实质萎缩的征象。本病预后不佳,病程约5~10年。

家庭护理非常重要,护理要点参见痴呆患者的家庭护理。

第二节　中医养生

一、养生的意义

脑是精髓和神明高度汇聚之处,人之视觉、听觉、嗅觉、感觉、思维记忆力等,都是由于脑的作用,它是人体极其重要的器官。在科学技术飞速发展的今天,人们的繁重体力劳动日趋减少,脑力劳动逐渐增加,这一趋势的发展使人们开始关注脑的养生保健,也使得抗衰老不仅仅局限于肢体躯干,更注重防止脑的衰老。

对于脑的功能,中医学已有认识。早在《素问·脉要精微论》中记载:"头者,精明之府。"李时珍明确提出脑与精神活动有关,谓"脑为元神之府"。清代汪昂在《本草备要》中有"人之记性,皆在脑中"的记载。王清任在《医林改错》中说:"灵机记性在脑者,因饮食生气血,长肌肉,精汁之清者,化而为髓,由脊髓上行入脑,名曰脑髓。两耳通脑,所听之声归于脑;两目系如线长于脑,所见之物归于脑;鼻通于脑,所闻香臭归于脑;小儿周岁脑渐生,舌能言一二字。"这就把记忆、视、听、嗅、言等功能皆归于脑。说明脑对于人体精神思维、感官活动具有重要作用。

进入中年以后,随着年龄的增长,神经系统会逐渐发生退行性变化,出现功能衰退,但这种变化是非常缓慢的。特别是我们若能善于养生,合理用脑,减少或避免危害脑健康的不利因素,就可能延缓大脑老化,保持大脑的青春活力。

二、养生注意事项

大多数学者认为,引起人衰老的原因主要分两类:第一类原因和第二类原因。第一类原因是遗传因素。国际上的标准定义,寿命等于成熟期的 5 至 7 倍者为长寿,即人的寿命应该是 100 至 175 岁。如果一个人的遗传因素主宰的自然寿命是 120 岁,而事实上只活到八九十岁,这就是由于第二类衰老原因的影响,包括神经精神因素、生理因素、生活习惯因素、环境因素和社会因素五类。可见,衰老的第二类原因是目前人们防衰抗衰的主要出发点。要健康长寿,就要尽量克服第二类衰老原因的危害。脑的养生主要包括以下几个方面:

(一)精神调摄

中医养生学中,把精神调摄作为养生的重要措施,指出要"恬淡虚无","积精全神","精神内守",从而使"形体不蔽,精神不散"。脑为元神之府,脑的养生更应注意精神的调摄。

1.静神少欲

古代养生家认为,"神安则寿延,神去则形散,故不可不谨养也"。这就需要注重道德修养,保持精神清静,摒弃烦扰,排除杂念。首先要避免喜、怒、忧、思、悲、恐、惊七情的突然、强烈或长期持久的刺激。心情舒畅,精神愉快则气机调畅,气血平和,脑不伤;如精神紧张,心境不宁,神乱神散,则脑受损。其次当做到恬淡寡欲,不患得患失,不追名逐利,悠然自得,助人为乐,这些都利于养脑;如胸襟狭隘,凡事斤斤计较,七情易动,引起脏腑气血功能失调而致病。正如唐代孙思邈曾指出:"多思则神怡,多念则智散,多欲则智昏,多事则劳形"。因此思想纯正、精神内守、内无杂念而少欲能强身益智。

2.养精安神

脑为髓海,肾主精生髓,若肾精满盈则髓海充实,故积精可以健脑,积精之法,在于节欲。明代张景岳说:"善养生者,必保其精。精盈则气盛,气盛则神全,神全则身健,身健则病少,神气坚强,老当益壮,皆本乎精也。"

3.豁达宽心

要避免精神郁闷不舒。"神者,伸也"。人神好伸而恶郁,郁则伤神,为害不浅。《寿世青编》曰:"遇事不可过扰,既事不可留住,听其自来,应以自然,任其自去,好乐忧患皆得其正,此养生之法也。"正是告诫人们在精神上要畅达乐观,不为琐事劳神,不要郁闷紧张,也不要斤斤计较,而要胸怀开阔,心平气和,乐观从容。学会欣赏别人的优点,工作、学习之余多听音乐,它会带来无穷的快乐。此外,往事不可常回忆。回忆往事是许多老人的家常便饭,岂不知这对老人的心理健康是十分不利的。心理学家认为,回忆是一种"激发点",是心理压力的来源。回忆的滋味因人而异,因景而不同。不论是有辉煌的过去,还是有灰暗的昔日,回忆都不会是一种绝顶的享受,是甜的已随着岁月的流逝而变淡,是苦的会由于翻老账而变涩。只有不沉溺在回忆中,乐观地向前看,才能营造一个宽松的心理环境,时时有个好心情。

(二)科学用脑

合理用脑有助于健脑全神,提高智能。科学用脑就要注意以下几方面:

1.有规律用脑

勤奋工作,积极创造,有张有弛,可以恢复大脑活力。对于老年人大脑细胞虽然死亡许多,但人脑有充分的储备,人的一生实际消耗掉的脑细胞不到脑神经细胞总数的三分之一。因此,只要坚持用脑,经常接触新鲜事物和信息,使大脑等中枢的神经细胞处于活跃与增生状态,就可推迟神经系统的退化衰老,并会使全身各脏器工作更加协调,从而达到延年益寿之目的。

但大脑不宜过度使用,长时期用脑过度会导致脑细胞受损、记忆衰退。一般说来,连续工作时间不应超过 2 小时。在眼睛感到疲乏时宜停下来闭目默想,可以使大脑得到休息。充足睡眠和不熬夜也是一种保护大脑的有效方法。用脑不宜过度的同时也忌讳懒散不用脑。饱食终日无所用心,长期缺乏运动,过于懒散,自然会加速大脑老化,造成越老越糊涂的状态。

2. 电视不宜长看

长时间看电视不仅不利于人体的气血运行,而且特别惊险紧张的镜头,又极易导致血压升高,心跳加快,还有可能引发高血压、心脑血管疾病。因此,神经内科疾病患者看电视时间不宜过长,更不宜看武打惊险片。

3. 忌用脑内容单一

实践证明,经常交替学习内容,可以延缓大脑疲劳,比长时间单一用脑效率更高。如果长期从事某项单一工作,就会使某一部分脑细胞过度疲劳,学习效率会下降,而另一部分长期闲置的脑细胞就会退化萎缩。因此,扩大个人兴趣爱好范围,避免单一用脑也是脑保健的措施之一。

(三)饮食有节

饮食营养对于提高脑力的作用是不言而喻的,如何利用好饮食益精补脑亦有章法可循。

1. 食补益脑

充足的营养是大脑正常工作的基础,自唐代孙思邈大力提倡食补食疗之后,历代医家在这方面积累了极其丰富的经验。

日常应注意适当补充糖、奶、蛋、鱼、肉、水果以及维生素 B_1、铁、锌等对大脑有益的食物。其中鱼类可作为健脑之首选,尤以海鱼对脑的补益作用突出。鱼类含有丰富的不饱和脂肪酸(比肉类高约 10 倍),是健脑的重要物质。海鱼中含二十二碳六烯酸和二十碳五烯酸,是促进神经细胞发育最重要的物质,具有健脑作用。

脑力劳动强度过重的人,宜多食葱和蒜。研究者发现,只要把蒜和少许的维生素 B_1 放在一起,即可产生一种叫做"蒜胺"的物质,这种蒜胺的作用,比维生素 B_1 还要强,有益于大脑。而葱含有一种叫"前列腺素 A"的成分,若经常食葱,堆积的前列腺素 A 就会舒张小血管、促进血液循环,从而有助于防治血压升高所导致的头晕,具有较好的健脑功能。除此还应重视芝麻、核桃、蜂王浆等健脑食品的补充,应增加蔬菜、水果的摄入。在饮食习惯中,还要特别提出早餐和盐的摄入。很多人有不吃早餐的习惯,这往往使人体上午血糖低于正常水平,导致大脑缺血缺氧,出现头昏头晕、疲倦乏力、思维迟钝等症状,天长日久,对大脑健康危害极大。根据我国高血压普查结果,我国北方高血压患病率较南方显著增高的主要原因是北方饮食中含盐量较高,南方饮食较清淡。因此,提倡限盐饮食,确有重大意义。

2. 饮食平衡

现代人的主食消费量越来越少,已有食量不足之势,这是生活水平提高的表现,但其中也隐藏着危机。根据营养专家的说法,谷类食物含有的碳水化合物,在为人体提供能量外,还是 B 族维生素的主要来源。主食地位的改变,一个明显的危害就是易导致维生素 B_1 的缺乏。据介绍,精杂粮中维生素 B_1 的含量,远高于精米白面。100g 玉米中的含量是 0.34mg,100g 特级大米中的含量仅为 0.08mg。动物性食品摄入过多,对健康无益,如动物脂肪对心血管患者是非常不利的。动物脂肪在碳水化合物不足的情况下代谢不完全,会使血液中积聚有毒的废物——酮,酮能引起恶心、疲劳以及损害脑部健康。近年来,这类疾病的发病率明显上升,与不以谷物为主食、动物性食物摄入量激增有很大的关系。那么饭应该怎么吃,专家提出的原则是"食物多样,谷类为主"。具体说,一个成年人每日粮食的摄入量以 400g 左右为宜。最少不能低于 300g。大米饭、小米粥、绿豆粥、发糕等应该成为常用的食物,少吃主食会危及脑健康。研究发现,饮水不足也是大脑衰老加快的一个重要因素,尤其是老年人,感觉迟钝,对口渴的反应不如年轻时灵敏,易发生"缺水"现象。

3.限制烟酒

烟、酒、浓茶、浓咖啡以及安眠药、镇静药、麻醉品对大脑有害,则应慎用。因此,提倡不饮酒或少饮酒,对神经内科疾病的防治是大有裨益的。长期嗜烟会加快人的衰老,导致思维迟钝、记忆力下降、注意力分散、出现神经过敏、精神恍惚等症状。

(四)起居有常

起居有常是指生活的规律化、制度化。张隐庵曾指出:"起居有常,养起神也。"就是说,起居作息有一定规律,做到劳逸适度,按时休息可以健脑。正如《素问·上古天真论》:"饮食有节,起居有常,不妄作劳,故能形与神俱而尽终其天年,度百岁乃去。"

1.作息规律

天地之交,惟阴阳升降而尽之矣。人亦应之。《素问·四气调神大论》提出:"春三月,此谓发陈。天地俱生,万物以荣,夜卧早起,广步于庭,……夏三月,此谓蕃秀。天地气交,万物华实;夜卧早起,无厌于日;……秋三月,此谓容平。天气以急,地气以明;早卧早起,与鸡俱兴;……冬三月,此谓闭藏。水冰地坼,无扰乎阳;早卧早起,必待日光;……"养生就是要根据一天及一年中阴阳之气盛衰来安排起居作息。神经系统疾病亦有好发时间,往往在午夜发病,因此在至阴之时安卧休息。

2.安卧有方

系指科学的睡眠。睡眠不足影响脑神,但睡眠时间过长也不利于养脑。睡眠中蒙头睡觉的习惯也不可取。蒙头睡觉时,随着棉被中二氧化碳浓度增高,长时间吸进污浊空气,对大脑危害极大。

一般每日应保持 8 小时左右的睡眠时间,使大脑得到充分休息。中老年人每天应适当午休,以补充夜晚睡眠的不足。中午小憩有利于大脑的调整和休息,使下午精力充沛。否则,常开夜车,或通宵达旦地玩乐,睡眠经常不足或睡眠质量不高,会导致过分疲劳,必然损伤大脑细胞,降低人的免疫功能和抗病能力,导致生理功能紊乱而诱发神经衰弱等疾病。

3.节欲固精

肾与脑密切相关,脑的活动,依赖于肾精的充养。东汉医家张仲景以"凡寡欲而得之男女,贵而寿,多欲而得之男女,浊而夭"说明了节欲保精对人体健康长寿的重要性。唐代医学家孙思邈则强调"男子贵在清心寡欲以养其精,女子应平心定志以养其血"。也就是男子以精为主,女子以血为用,当保养固护,并在《备急千金要方·道林养性》中提到"养性之道,常欲小劳,但奠大疲及强所不能堪耳"。张景岳说:"善养生者,必宝其精,精盈则气盛,气盛则神全。"即能节欲,才能固精,能固精才能健脑全神,推迟大脑的衰老。反之,"多欲则志昏",从而导致早衰体羸,百病丛生。以上说明,适当节制房事是养脑健身健康长寿的必要保证。

4.创造良好用脑环境

工作姿势、温度、空气、颜色、光线、音响等都会影响用脑效果。这就要求脑力劳动要有良好的工作环境。首先就要具备流通的新鲜空气。充足的氧气可使大脑持续兴奋的时间延长,增强判断力。其次是良好的采光。明暗适中的自然光不仅有助于注意力集中,并且阳光中紫外线还可帮助恢复身体疲劳。因此,脑力工作者学习工作时,一定要保持正确的姿势,尽力使自己的学习工作环境典雅幽静,光线充足而柔和。否则,环境杂乱、空气污浊、噪声太大、光线太暗或太强,均会损害大脑健康。在空气污染的环境中,吸进有毒气体,将对中枢神经系统产生慢性或急性毒性作用;工厂排出有害废水中,人饮后对包括大脑在内的全身健康危害极大。人长时间工作、生活在噪声很大的环境中,对中枢神经系统的刺激大,严重者会导致中枢神经系统功能紊乱。

(五)导引健脑

《养生延命录》指出:"静以养神,动以炼形,能动能静,可以长生。"强调了运动对于养生的重要。事实上,人们早就习惯于在思考问题时,踱来踱去地自由散步,籍以促进血脉流通,加强脑的功能,提高思索能力。有的老者,手托两个核桃或铁球运转,是通过手心的劳宫穴与"心主神明"相关联,从而起到健脑全神的作用。运动健脑主要包括以下几方面:

1.气功强脑

练气功得法,可充分发挥意念的主观能动作用,大大激发健脑强脑的自调功能。现已有不少以补脑强脑为目的的功法。

2.运指益脑

各项体育运动都有益于健康,但多不是直接的。而书法、绘画、打太极拳等则具有手脑相连、全神贯注之共同点。手脑关系最为密切,我国的健身球运动(即用二小球在手中不断地盘旋互绕)注重手脑协调,具有较好的健脑作用。

3.吐纳养生

所谓"吐纳养生",即是指呼吸精气。"吐"是用口吐出浊气(二氧化碳),"纳"是用鼻吸入清气(氧气)。《内经》指出:"服天气而通神明",意思是说,脑与呼吸有密切的关系,吸收清静新鲜的空气,使大脑得到充分的氧气供应,能使人意志舒畅,思维清晰,增长才智,从而达到健脑全身的效果。操作时注意呼吸时逐渐稍稍用力,呼吸就会自然得到调整。

4.按摩保健

历代养生家都非常重视健脑按摩。晚上临睡和晨起前,都可以做脑保健操包括头顶按摩、头侧按摩和浴面摩眼。

"浴脑"锻炼法:每日清晨起床后,宜到公园、江边、郊外、庭院等地,进行太极拳、跳舞、保健操、散步等活动。清晨空气清新能唤醒尚处于抑制状态的各种神经肌肉的活动,使大脑得到充分的氧气,提高脑功能。

梳头:坐在床上,十指代梳。从前额梳到枕部,从两侧颞颥梳到头顶,反复指梳数十次。可改善头部发根的血液营养供应,减少脱发、白发、促进头发乌亮,并有醒脑爽神、降低血压之益。

弹脑:坐在床上,两手掌心分别按紧两侧耳朵,用三指(食、中和无名指)轻轻弹击后脑壳,可听到咚咚声响,每天早晨弹三四下,有解疲劳、防头晕、强听力、治耳鸣的作用。

运目:①合眼,然后用力睁开眼,眼珠打圈,望向左、上、右、下四方;再合眼,然后用力睁开眼,眼珠打圈,望向右、上、左、下四方。重复3次。②搓手36下,将发热的掌心敷上眼部。可以强化眼睛。

叩齿:口微微合上,上下排牙齿互叩,无需太用力,但牙齿互叩时须发出声响。轻轻松松慢慢做36下。这动作可以通上下颚经络,帮助保持头脑清醒,加强肠胃吸收、防止蛀牙和牙骨退化。

漱玉津:玉津即津液、口水。①口微微合上,将舌头伸出牙齿外,由上面开始,向左慢慢转动,一共转12圈,然后将口水吞下去。之后再由上面开始,反方向再做一下。②口微微合上,这次舌头不在牙齿外边,而在口腔里,围绕上下颚转动。左转12圈后吞口水,然后再反方向做一次。吞口水时,尽量想象将口水带到下丹田。口水含有大量酵素,能调和荷尔蒙分泌,因此经常作(锻炼)可以强健肠胃,延年益寿。

以上所述养生方法当综合运用,以保证神经内科疾病患者脑功能的康复与健康。

第四章 脑血管病的康复

康复原意是"恢复"、"恢复到原来正常或良好的状态"。针对疾病和损伤所致功能障碍,使其尽可能恢复正常或接近正常而应用的医学和技术,称为康复医学。换言之,康复医学是一门对伤病者和残疾者在身体上和精神上进行康复的科学。其目的在于消除或减轻患者功能上的障碍,最大限度地恢复生活与劳动能力,重返社会与家庭。康复医学、预防医学与临床医学具有同等重要的学术地位.美国 H.A.Rusk 教授把康复医学称之为"第三医学"。前面已经提到,脑血管病的致残率也是病中之最,因此,康复医学在脑血管病中占有很重要的地位,据流行病学调查估计,我国脑血管患者达 500 万人以上,他们分散在各家各户,给社会和家庭造成了重大压力,大家都看到这样一个现象:一人看病,全家出动。如何使患者早日站起来,重返工作岗位,这是医务工作者的又一重大责任。

关于脑血管病的康复问题,本章将其治疗方法如高压氧、头针、超声波、医疗体育等,加一详述,供大家参考。

康复是一个漫长过程,为了防止脑血管病的复发,必需控制患者的(高血压、高血脂症、心脏病、糖尿病、红细胞压积增高、吸烟、饮酒等)不良因素。

第一节 脑中风的康复概论

康复对脑血管病整体治疗的效果和重要性已被国际公认。据世界卫生组织 1989 年发表的资料,脑卒中患者经康复后,第一年末约 60% 可达到日常生活活动自理,20% 需要一定帮助,15% 需要较多帮助,仅 5% 需要全部帮助;且 30% 在工作年龄的患者,在病后 1 年末可恢复工作。在欧美康复医学发达的国家,特别是美国、加拿大等,脑血管病的康复流程是:在综合医院内的脑血管病病房实施急性期脑血管病早期康复,协助临床治疗,防止继发合并症的发生。实施早期坐位能力、进食能力的训练,为离开脑血管病病房进行下一步康复打下基础。这段时间一般为 7 天左右。之后患者转移到康复科作进一步康复治疗。这阶段以康复治疗为主,临床治疗为辅。康复治疗的任务是提高患者的肢体运动功能及日常生活能力,如站立平衡训练、转移训练、步行能力训练及自行进食、洗漱、交流能力等训练。这段时间一般为 20 天左右。绝大多数患者经过这段训练后均可达到生活能力自理,回归家庭,其中 80% 转到社区医疗进行进一步康复训练。社区康复的任务是巩固已取得的康复效果,进一步提高运动功能、交流功能和日常生活能力。其中 20% 左右尚不能达到日常生活能力完全自理的患者直接转到脑血管病专科康复中心进行康复治疗。其任务是让患者能达到大部分日常生活能力自理。这一般为 2 个月左右。这就是所谓的急性脑血管病三级康复体系。

由于实施脑血管病三级康复体系网,使这些国家的脑血管病的致残率大大下降,90% 能日常生活完全自理,卫生经费下降。这不仅在欧美发达国家,且在香港、台湾等地区也已实施。

脑血管病三级康复成为脑血管病治疗体系中重要的组成部分,更是脑血管病患者应享有的康复权利,得到社会保险、卫生行政部门法律确认。

我国急性脑血管病的康复近些年虽然取得了很大的进步,特别是通过"九五"、"十五"两项国家级康复科研工作的开展,越来越多的神经科医生意识到康复的重要性。但同国外发达国家相比,差距还很大。集中在以下两方面:

1. 对急性脑血管病康复重要性的认识不足

轻视急性脑血管病康复的情况目前在国内较普遍存在,许多医院目前仍重药物治疗,轻康复训练。这种情况与国外发达国家相比,至少滞后 20 年。如果不纠正这种错误观念,将对我国急性脑血管病的整体治疗水平产生极大的副作用。

2. 脑血管病的康复整体水平低

目前我国急性脑血管病的康复整体水平还比较低,虽然在我国一些大中城市的一些医院也相继开展了脑血管病康复,可真正高质量的并不多,有些单位挂出了"卒中单元"的牌子,也似乎有了康复的介入,但"形式化"现象较突出。这主要是因为:(1)缺少专业的康复人员。(2)缺乏急性脑血管病的规范化治疗方案。

一、脑卒中康复的基本条件

(一)康复专业人员组成及康复病房

1. 专业人员

康复医师、康复护士、治疗士(包括理学治疗士、作业治疗士、言语治疗士、心理治疗士、社会工作者)等专业人员。

2. 康复病房

以容纳 4 个人为理想。病房内设施应便于偏瘫患者,如使用压力式热水瓶、坐式马桶、门把手及水龙头开关采用较容易把持的式样等。病号服应宽松肥大,层次简单,衣着方便,衣扣、裤带的设计应便于患者使用。

(二)康复前的准备工作

1. 评估

(1)一般状态:如患者的全身状态、年龄、合并症、既往史、主要脏器的机能状态等。

(2)神经功能状态:包括意识、智能、言语障碍及肢体伤残程度等。

(3)心理状态:包括抑郁症、无欲状态、焦虑状态、患者个性等。

(4)个人素质及家庭条件:如患者爱好、职业、所受教育、经济条件、家庭环境、患者同家属的关系等。

(5)丧失功能的自然恢复情况:进行预测。

确定康复目标:

根据病情制定个体化的目标,可分为近期及远期目标。前者是指治疗 1 个月时要求达到的目标。后者是指治疗 3 个月后应达到的康复目标,也是最终目标(如独立生活、部分独立、部分借助、回归社会、回归家庭等)。

康复目标的制定是由一个康复小组制定。其组成包括医疗、护理、理疗、运动疗法、作业疗法、语言疗法、临床心理及社会康复等部门的人员。根据每位患者的功能障碍、能力障碍、社会不利的具体情况制定康复目标。在临床康复医师主持领导下举行评价协作会议,制定出康复的具体目标,并把目标分解给各个具体执行部门,安排好每日的康复程序,根据这程序进行各种治疗及机能训练。

经过一段时间须根据患者情况作修正,因为最初制定目标和实际达到的目标是有距离的,因此必需对每个患者每2~4周举行一次评价会议,评价是否达到目标,如果没有达到,要分析其原因,变更目标,修正训练内容。

(三)脑卒中的功能障碍评定

脑卒中后常有的功能障碍:偏瘫、双侧瘫、言语障碍、认知功能障碍与情感障碍等,应选用国际通用量表进行评定。

脑卒中后的功能障碍有3个层次:残损,有生理、解剖结构和运动功能缺失或异常;残疾,有个体能力受到限制、缺失或不能正常完成某项任务;残障,个体已不能充分参加社交活动,即人的基本权利活动受到影响。三者关系:残损处理得好可不发展为残疾或残障,因此应受到重视。

(四)脑卒中的康复原则

1.康复应尽早进行

脑缺血患者只要神志清楚,生命体征平稳,病情不再发展,48小时后即可进行,康复量由小到大,循序渐进。多数脑出血康复可在病后10~14天开始进行。

2.调动患者积极性

康复实质是"学习、锻炼、再锻炼、再学习",要求患者理解并积极投入。在急性期,康复运动主要是抑制异常的原始反射活动,重建正常运动模式,其次才是加强肌肉力量的训练。

3.康复应与治疗并进

脑卒中的特点是"障碍与疾病共存",采取个体化的方案,循序渐进。除运动康复外,尚应注意言语、认知、心理、职业与社会等的康复。已证实一些药物,如溴隐亭等对肢体运动和言语功能的恢复作用明显,巴氯芬对抑制痉挛状态有效,由小剂量开始,可选择应用。可乐定、哌唑嗪、苯妥英钠、安定、苯巴比妥、氟哌啶醇对急性期的运动产生不利影响,故应少用或不用。

4.强调康复是一个持续的过程

严密观察卒中患者有无抑郁、焦虑,它们会严重地影响康复进行和功效。要重视社区及家庭康复的重要性。

二、主要神经功能障碍的康复

(一)运动功能的康复

1.急性期(早期卧床期)康复

保持良好体位,进行被动运动,床上运动训练和开始日常生活活动能力(ADL)训练。训练应循序渐进,基本程序如下:

(1)正确的卧位姿势:患侧卧位、健侧卧位、仰卧位(过渡性、时间不宜过长)

(2)床上坐位:首先要保持患者躯干的直立,为此可以用大枕垫于身后,髋关节屈曲90°,双上肢置于移动小桌上,防止躯干后仰,肘及前臂下方垫枕,以防肘部受压。

(3)维持关节活动度的训练:应早期开始,急性期可在病房实施。一般每天做两次,每次

10～20分钟。做各关节及各方位的运动2～3次。

(4)正确的椅子及轮椅上的坐姿:与卧床相比,坐位有利于躯干的伸展,可以达到促进全身身体及精神状态改善的作用。因此在身体条件允许的前提下,应尽早离床,采取坐位。但是,坐位时只有保持正确的坐姿,才能起到治疗和训练的目的。治疗者应该随时观察患者的坐姿,发现不良坐姿并及时纠正。

(5)转移动作训练:可分为床上的转移(仰卧位的侧方移动和翻身)、床上起坐、自床向轮椅的转移、起立等。

(6)上肢自我主动辅助训练:肩部及肩关节的活动性在很大程度上影响上肢运动机能的恢复,因此必需从早期采取措施,既能对容易受损的肩关节起到保护作用,又能较好地维持其活动性。主要应用Bobath握手的方法进行练习。

(7)活动肩胛骨:活动肩胛骨可以在仰卧位和健侧卧位或坐位下进行。

2.恢复期康复

(1)上肢功能训练:在这个阶段应通过运动疗法和作业疗法相结合的方式,将运动疗法所涉及的运动功能通过作业疗法充分应用到日常生活中,并不断训练和强化,使患者恢复的功能得以巩固。因此.这个时期运动疗法师和作业疗法师应密切配合,确定患者所存在的关键问题,充分理解训练内容和项目的主要目的。

(2)下肢功能训练:恢复期下肢功能训练主要以改善步态为主。具体的训练方法有:踝关节选择性背屈和跖屈运动、双下肢作步行状、自立位向前迈出患侧下肢、患侧下肢负重及平衡能力,向后方迈步,骨盆及肩胛带旋转。

(二)感觉障碍的康复

很多偏瘫患者在运动障碍同时伴有感觉障碍,出现感觉丧失、迟钝、过敏等,会严重影响运动功能。因此若将感觉训练、运动训练截然分开收效甚微,必需建立感觉-运动训练一体化的概念。

在偏瘫恢复初期,往往把训练和恢复的重点放在运动功能方面,这是一个误区,治疗者应该对运动障碍和感觉障碍给予同等重视并加以训练。

(1)上肢运动感觉机能的训练经常使用木钉盘,如将木钉盘上的木钉稍加改造,如在木钉外侧用各种材料缠绕,如砂纸、棉布、毛织物、橡胶皮、铁皮等,在患者抓握木钉时,通过各种材料对患者肢体末梢的感觉刺激,提高其中枢神经的知觉能力,就可以使运动功能和感觉功能同时得到训练。

(2)患侧上肢负重训练是改善上肢运动功能的训练方法之一。这种运动不仅对运动机能有益,对感觉机能也有明显的改善作用。

(三)痉挛的康复

痉挛的治疗和康复是综合的,需采取多方面措施。

(1)药物治疗痉挛的药物治疗主要是使用具有减轻痉挛作用的抗痉挛药。抗痉挛药物按作用部位不同,分为中枢性抗痉挛药及周围性抗痉挛药,前者有安定、松得乐、巴氯芬;后者有硝苯呋海因。

(2)运动疗法牵张法,反射学抑制肌张力的方法,姿势反射法。

(3)物理疗法包括温热治疗、寒冷疗法、振动疗法、电刺激等。

(4)生物反馈治疗临床上常用于促进手关节掌屈和背屈肌治疗,及针对踝关节内翻尖足的胫前肌及腓骨肌的治疗。

(5)痉挛肌神经干阻滞法在痉挛肢体的末梢神经干或痉挛肌的运动点,经皮注入酚剂阻滞传导。

(6)支具治疗其中常用支具有针对手指屈曲、腕掌屈曲痉挛的分指板。

(7)手术治疗:目的是矫正因长期痉挛导致的关节挛缩变形,改进运动机能。常用于矫正尖足和矫正足趾屈曲挛缩。

(8)肉毒素局部注射法可根据肌张力增高的肌肉按解剖定位来确定肌注部位,大块肌肉选择3~4个注射点。

(四)失语症的康复

脑卒中后的失语症可有许多类型。每一个类型都有它特殊的表现,例如接受或表达上的障碍,康复时要根据这些症状设计方案进行。失语症的康复方法也有多种。有一种是刺激疗法,即通过对各种感官的言语刺激,例如要学会"苹果"二字时,可写出苹果,读出苹果,呈现苹果,最后还可尝尝苹果味,多感官刺激,重复刺激,要有足够的听刺激。如有需要还可对引出的反应进行矫正,进行鼓励、赞扬使之强化。要从听、说、读、写四方面来训练患者,由简到繁,由易到难,从词句、短句到长句,循序渐进。如患者有构音障碍、找词困难、语句表达障碍、听理解困难、阅读或书写困难等。还可以从这些方面进行训练。

(五)构音障碍的康复

(1)代偿性技术理解能力存在,可用代偿性技术。提示患者说话要慢,并辅以呼吸支持疗法常可获效。

(2)交流板沟通治疗为严重患者而设计。

(3)电子交流盘治疗通过计算机作用,有数字化语言或在键上印有生活常用的需求语,只要按键即可有言语,表达需求。

(4)手术卒中时软腭麻痹而出现鼻音言语,可通过软腭修复术等手术治疗。

(六)吞咽障碍的康复

脑血管病继发的吞咽障碍已越来越被重视,因为吞咽障碍对患者营养的维持、疾病的康复以及生活质量都有很大影响。

尽管急性脑血管病的吞咽障碍85%以上经过治疗可恢复或减轻,但治疗如不及时,丧失了恢复的最佳时机,可导致终身鼻饲进食。因此对急性脑血管病有吞咽障碍的患者应尽早撤离鼻饲,进行吞咽功能的训练。口腔期障碍有口腔周围的自主及被动运动、舌肌运动、冰块按摩皮肤、冰块按摩咽喉等或湿热刺激发声训练;咽喉期麻痹有侧卧吞咽、边低头边吞咽、空气或唾液吞咽训练、小口呼吸、咳嗽、哼唱等。

无论间接还是直接的吞咽障碍训练,患者体位都尤为重要。因为颈部前屈位易引起吞咽反射,而躯干向后倾斜可防止误吸,还能促进吞咽机能的恢复。

(七)泌尿功能障碍的康复

有膀胱功能障碍者均应测残余尿量。残余尿<50ml,尿失禁,定时小便程序;残余尿>

50ml,逼尿肌正常或反射高,定时小便程序,监测残余尿量;残余尿＞50ml,逼尿肌低反射性,间歇性导尿;残余尿＞50ml,尿道出口阻塞,泌尿科处理。

(八)废用综合征

是由于机体处于不活动状态而产生的继发障碍。

1. 局部废用综合征

(1)废用性肌无力及肌萎缩:每天做几十分钟锻炼,所用肌力宜为机体最大肌力的20%～30%,而用神经肌肉电刺激也可能预防或减轻肌无力和肌萎缩。

(2)关节挛缩:防治的主要措施是:①定时变换体位。②保持良好肢位。③被动关节活动。④自主或被动关节活动。⑤机械矫正训练。⑥抑制痉挛治疗(如Bobath法,PNF法)。

(3)废用性骨质疏松:防治方法:负重站立,力量、耐久和协调性的训练,肌肉等长、等张收缩等。

2. 全身废用引起的症状及治疗

(1)位置性低血压(直立性低血压):防治方法有定时变换体位;下肢、腹部用弹性绷带促使血液回流增加;健肢、躯干、头部做阻力运动,增加心搏出量;睡眠时,上身略高于下身;平卧时头高于足等。最重要的是尽可能避免长期卧床,尽可能早期开始坐位训练。

(2)静脉血栓形成:防治措施是早期活动肢体,抬高下肢位置,用弹性绷带促进静脉回流,也可用按摩协助静脉回流,严重者则可使用抗凝剂如华法令、肝素以及阿司匹林。必要时行手术治疗。

(3)精神、情绪及认知的改变:防治的方法是鼓励患者与医务人员、其他患者及家庭成员多接触,完整社会心理及参与社会活动,可作些娱乐性治疗。

(4)其他:心脏、消化道、内分泌、水电解质、代谢及营养等改变,根据情况对症处理。

(九)肩关节半脱位

在患者上肢处于弛缓性瘫痪时,保持肩胛骨的正确位置是早期预防肩关节半脱位的重要措施。治疗有:(1)按照肩关节的肩胛骨的正确位置及肱骨头在肩关节腔内位置进行纠正,恢复肩部的固定机制。(2)通过逐步递加强度刺激,直接促进与肩关节固定有关的肌群的活动。(3)在不损伤肩关节及周围组织的条件下,作被动无痛性全关节活动。

(十)肩手综合征

原则是早期发现,早期治疗,一旦慢性化,就没有任何有效治疗。发病3个月内是治疗最佳时期。方法有:(1)防止腕关节掌屈。(2)向心性缠绕压迫手指。(3)冰水浸泡法。(4)冷水一温水交替浸泡法。(5)主动和被动运动。

建议:

(1)重视早期康复:早期康复对于预防并发症、改善功能非常重要,特别是早期床旁的康复如患肢的保护、被动活动等,这些方法简单实用,很容易掌握,也非常有效,建议各医院能充分重视。

(2)强调持续康复:应该指出的是,有些功能障碍是要遗留很长时间的,甚至终身遗留。因此,建议能建立起由综合医院急性期到社区医疗的持续康复体系,与国际上目前脑血管病康复方案相似,使患者享受到完整的康复。

(3)重视心理康复:脑血管病患者的心理疾患非常突出,但往往会被忽略。心理疾患对患者的功能恢复非常不利,一定要高度重视,积极治疗。

(4)重视家庭成员的参与:患者最终要回归家庭,因此家庭成员对患者恢复起非常重要的作用。应该让家庭成员充分了解患者的情况,包括功能障碍、心理问题,以便能相互适应。还应掌握一定的康复手段,为患者进行必要的康复训练。

第二节 偏瘫的医疗体育康复

急性脑血管病的患者在渡过危险的急性阶段后,便进入康复期。此期的主要问题是如何与后遗症作斗争,促进运动功能的恢复,增进全身健康,并预防并发症。医疗体育是康复期治疗的主要措施之一。

医疗体育通过一定方式的运动锻炼,调整和增强机体机能,发展代偿机制,达到促进康复的目的。根据卓大宏等1965年的报告,脑血管病引起的偏瘫患者经过医疗体育,63%能恢复独立步行,26%能在扶持下步行,23%的患者上肢活动功能完全或基本恢复。他们发现运动功能达到基本恢复或显著好转的在进行医疗体育的患者中占58.2%,在不进行医疗体育者中仅占16.7%。国外有人综合3254例病例资料发现,经过包括医疗体育的康复治疗,可使65%的中风后患者获得独立或部分独立生活的能力,只有5%完全依赖护理。

我国用医疗体育治疗中风后遗症已有悠久历史,特别是用气功治疗偏瘫由来已久,如隋朝巢元方等所著的《诸病源候论》,在"风偏枯候"项下,载有导引法数条,其中一条云:"以背正倚,展两足及指,瞑心,从头上引气,想以达足之十趾及掌心,可三七引,候掌心似受气止。盖谓上引泥丸,下达涌泉是也。"上海市高血压研究所在用气功治疗高血压患者时,发现气功对中风后遗症患者有时也有令人惊奇的疗效。太极拳、八段锦等传统的医疗体育方法也被用于偏瘫残余症状的治疗。

而欧美则在20年代开始即有关于偏瘫患者功能锻炼方法的系统论述;50年代开始利用本体反射来促进瘫痪肌肉的主动运动;60~70年代使用肌电图的生物回授方法应用于偏瘫患者的功能锻炼,达到更快地增强肌力和放松痉挛肌肉的目的。

一、医疗体育的作用

医疗体育对偏瘫患者的作用有以下几方面:

1.维持全身健康、预防并发症

医疗体育可以提高中枢神经系统紧张度,防止因长期卧床而引起的全身生理机能衰退。中枢神经系统调节整个机体的生理机能,但其本身的活动水平也受来自周围器官的向心刺激的调节,这种刺激额度、强度不足或过于单调,可引起中枢神经系统紧张度低落,又影响到全身生理活动,产生心悸、乏力、食欲减退、便秘等症状,同时削弱机体的防御适应功能。进行医疗体育,增加来自运动器官的本体冲动,可以维持中枢神经系统的紧张度,并通过神经及神经体液调节,维持心血管、呼吸、消化系统的生理功能及正常的新陈代谢,防止肺炎、褥疮、尿路感染及结石等并发症,维持及恢复全身健康。

2. 防治瘫痪肢体的萎缩

通过按摩及被动、主动运动,可以活跃瘫痪肢体的血液循环,刺激神经营养功能,从而防止或减轻肌肉、骨骼、皮肤的废用性萎缩,并牵伸痉挛肌肉,保持关节韧带及关节的正常伸展,防止关节畸形挛缩。若有萎缩、挛缩时,医疗体育仍为最主要的矫治手段。

患侧肩关节疼痛挛缩在偏瘫患者中极为常见。其性质可能是失用诱发的肩关节周围炎。早期开始医疗体育,加强主动及被动的肩外展外旋,保持正常活动度,可以有效地防止肩痛。

3. 促进运动代偿机制的发展

由于中枢神经系统功能的可塑性,当其受局部损害时,有可能通过健康部分的功能改造而得到代偿。在中枢的各神经通路之间,存在广泛的侧支循环式的轴索突触联系。神经通路传导正常时,由于这些联系的突触阻力较高,神经冲动不易通过,故表现不出它们的作用。一旦通路的正常传导受阻,在训练的影响下,可使向心及远心神经冲动在侧支循环式的轴索突触联系中通过。多次反复通过,突触阻力就会下降,冲动的传导就比较畅通,这种侧支循环式的轴索突触联系就可以代替或部分代替原来的神经通路的作用。这可能是偏瘫时通过训练发展中枢性运动代偿的基础。

当肌肉部分瘫痪时,通过锻炼,加强残留的有功能的肌肉组织,或者加强其协同肌的作用,也可以得到功能代偿,这就是周围性运动功能代偿。

刘多三、林世和等比较一批脑出血患者的活动功能与其死后脑部病理解剖所见,发现有的病例脑部病理形态学改变严重,病灶严重地侵犯内囊、锥体束,表现了高度下行变性。但瘫痪表现较轻,有的能扶杖行走,有的能自理生活。他们认为其原因无疑是中枢神经系统通过治疗,特别是功能锻炼,产生了代偿作用的结果。上海华山医院曾将多发性脑脓肿的患者一侧大脑半球完全切除后用生理盐水填充缺失部分避免另一侧半球摇晃,经过锻炼患者能独立行走。证明大脑代偿潜力是惊人的。

4. 改善患者的精神状态

在医疗体育锻炼中,患者亲自参加对自己疾病的治疗,以积极的态度对待疾病,可以扭转消极悲观的情绪,加强康复的信心。适当的肌肉运动常给患者带来轻松愉快的情绪,也对全身健康起到良好作用。

二、医疗体育的指征

有人担心脑出血的患者由于活动引起再度出血,不敢早期应用医疗体育。事实上,医疗体育引起再度出血的可能性很小。医疗体育开始过迟就失去其预防意义。在病程的急性阶段,应注意维持罹患肢体于适当的姿势;病情稳定后,即应开始轻缓的按摩与被动运动;患者清醒并脱离显著的抑制状态时,就应及时开始主动运动练习。我们按上述步骤治疗90余例,只要血压平稳动作不猛就不会再次出血。

有人认为脑血管患者的神经功能恢复在6个月内结束,断面在6个月以后进行功能锻炼似乎就失去了意义。其实不然,很多偏瘫患者在一年以后仍有明显的功能进步,说明代偿功能在一年以后仍有改善。况且有很多患者发病后来经积极锻炼,已恢复的神经功能往往未被适当利用,适当的功能锻炼仍属必要。因此机械地为锻炼划定一个时限是不对的。

中风后病情稳定时一般即应开始医疗体育。只有在发生较严重的急性肺炎,尿路感染等并发症时,暂时禁忌医疗体育。脑血管患者往往患有高血压和全身性动脉硬化,包括冠状动脉硬化性心脏病,这不是医疗体育的禁忌证,但应注意避免屏气用劲动作,并注意不要在运动中引起显著疼痛。

三、医疗体育的基本方法

偏瘫医疗体育的基本方法包括按摩、被动和各种主动运动。根据疾病和功能情况分三期应用:

第一期在患侧呈现完全性瘫痪或仅有微弱的主动运动时,进行第一期医疗体育。此期以患肢的按摩、被动运动及健康肢体的主动运动为主。一般是采用卧位或坐位,在医务人员协助下进行。偏瘫表现为痉挛性瘫痪。医疗体育的主要目的除了通过训练增强作用来恢复肌力以外,还要通过调整作用抑制及放松痉挛肌肉,降低其反射的兴奋性,从而改善运动功能。方法如下:

(1)按摩 按摩可以活跃肢体的血液、淋巴循环,刺激神经营养机能。应用适当的手法还可以放松痉挛的肌肉,降低其兴奋性。一般采用安抚性的推摩、擦摩,轻柔的揉捏等手法,避免过强刺激避免肌肉痉挛。在患者能主动制止肌肉的不自主收缩时,方可采用较深入有力的揉捏、擦摩等手法。按摩的重点是罹患的肢体。按摩上肢时应包括肩带肌肉,以消除肩内收挛缩现象。按摩通常与体操结合进行,作为一次治疗的开始或结束。

中医按摩(推拿)除了按摩的局部作用外,还通过刺激经络、穴位而起作用,手法的形式和作用性质变化较多,与西法按摩相比,有独特的优越性。根据推拿常用的方法,治疗部位包括颜面、背部及患侧上下肢。在颜面部患侧以推为主,健侧以按为主;背部则沿督脉及膀胱经以滚为主,重点在肾俞、命门、阳关等穴位;颈部及患侧上下肢也以滚为主,辅以捻、搓及各关节的被动活功,重点在肩、肘、膝附近。各种手法刚柔兼施,禁忌使用粗暴动作。

(2)被动运动 被动运动的目的是伸展处于缩短状态的瘫痪肌肉,降低肌张力及兴奋性。同时,牵伸关节周围各种纤维组织,防止其挛缩造成关节畸形。也可以改善血液及淋巴循环,训练本体感觉,刺激神经营养功能。

被动运动应包括患肢所有关节各个方向的运动,重点是肩外展外旋,前臂外旋,腕及手部各关节的伸展,拇指的外展与对掌,髋的伸展及内旋,膝伸,踝的背屈等。有些挛缩对运动功能影响较大。例如,肩内收缩,可诱发肩周炎,引起肩部强烈疼痛及整个上肢功能障碍;膝的轻度屈曲挛缩或足下垂将为站立行走带来严重障碍,早期被动活动有助预防。

各关节被动运动的幅度逐步增加,争取逐渐达到最大幅度。为了恢复肌肉的充分伸展度,应逐步采用几个关节的联合活动,例如,在伸肘的同时使前臂旋后、腕背屈及手指伸展.伸膝的同时使踝背屈等。

被动运动应平缓柔和。过快的牵伸往往激发牵张反射,使痉挛加重,粗暴的牵扯容易引起损伤。采取适当姿势,先进行按摩或在温水浴中进行被动运动,则可使肌肉松弛,从而提高活动效果。

(3)健肢的主动运动 健肢的主动运动是提高中枢神经系统紧张度,活跃各系统器官生理功能,预防并发症和改善全身健康的重要因素。由于神经系统的两侧性联系,健侧肢体运动也可影响到患肢的生理状态。因此只要患者情况允许,就应及时开始指导患者进行主动运动。对早期患者也不应忽略主动运动。

此时的主动运动除健侧上下肢的平稳轻松运动外,应作深呼吸和轻松的腹背肌运动,如在仰卧位轻轻地抬头和挺胸等,以活跃呼吸和血液循环,改善胃肠功能。

(4)调整姿势在患者休息时,应注意把患肢放置于适当的位置,有助于降低肌张力和预防关节挛缩。维持适当姿势,使瘫痪肌肉经常处于相对的伸展状态,可以提高脊髓前角细胞反射性运动的兴奋阈,能使痉挛减轻。

为了防止常见的肩内收内旋,肘、腕及手指屈曲,髋外旋,踝跖屈等畸形,应在腋下及前臂下放置适当的枕垫,并在肘部轻度屈曲下抬高前臂及手部,使肩部保持一定的外展及外旋,在膝下放置小枕垫使髋及膝部略呈屈曲,可防止髋外旋并降低股四头肌张力,在足后放置有力的支架防止足下垂。

姿势要按时调整,与被动运动配合,防止持续的固定姿位引起关节挛缩。例如,在膝下置枕垫时须特别注意髋与膝的被动伸展运动,防止屈曲挛缩。

为了防止腕和手指的屈曲挛缩及足下垂,有时用夹板把这些关节固定于功能位。但持续的夹板固定也可造成在固定位置上的关节挛缩,并限制了患者主动活动。因此在必需使用时,须定时取下夹板进行被动及主动运动。

第二期当患肢呈现不完全瘫痪,或完全性瘫痪的肢体恢复了一定的随意运动时,进行第二期医疗体育。此期除继续进行第一期的各种医疗体育方法治疗外,应着重进行患肢的主动运动训练。主动运动较之被动运动能产生更为丰富的远心及向心冲动,能促进功能代偿机制,对促进神经恢复,活跃局部新陈代谢,维持肢体的正常解剖结构有更大的作用。因此应以患肢的主动运动为第二期医疗体育的中心内容。

主动运动如下:

(1)主动运动的基本方法主动运动的目的以训练代偿功能、改善中枢神经系统对各肌群的协调控制为主,同时舒展紧张缩短的肌肉,增强其拮抗肌。准备姿势以使动作方便为准。运动应轻松平稳。先做简单动作,后做复杂动作。

Clayton于20年代提出的偏瘫患者运动锻炼方案至今仍实用。其方法如下:

①单个关节的主动运动。患者集中注意力运动一个关节,其他关节则听其自然。例如,屈伸肘关节,腕及手指可任其屈曲。

②运动其他关节时,维持一个关节于一定的姿势。例如,作肩部运动时,维持肘部伸直;屈肘时维持前臂旋后;运动膝关节时,维持踝背屈等。即同时控制两个关节的练习。

③逐步学会控制整个肢体。控制两个关节有进步时,注意同时控制三个关节,直至整个肢体。例如,在肩外展时,同时使肘伸,前臂旋后,腕和手指伸;髋、膝屈曲时,同时使踝背屈,并防止髋外旋、足内翻等不良姿势。

④棍棒操。双手握短棒,在健侧上肢帮助下作腕屈伸,肘屈伸,举臂过头,模仿举重运动及屈肘将棍放颈后等动作。

⑤滑轮操。用健侧上肢拉动穿过悬挂于头顶上方的滑轮绳子,帮助患侧上肢举起及外展。也可在滑轮一端悬挂适当重量作为助力,帮助患肢上举及外展。悬挂重量随肌力的增长而减小。

⑥皮球操。练习拣起及放下皮球,以活动伸指肌、拇的伸肌及外展肌。皮球越大难度越高。其他练习还有向下投球,待球跳起时练习手心向上接球等。也可练习在手心向上或向下时用手指滚转皮球。

⑦个别手指操。练习手指伸展、拇及其他手指外展。可在有格子标志的纸板上进行。练习时,可按口令抬起～个手指,并轻轻叩击纸板;用各指轮流轻弹悬挂的小球;用玩具钢琴弹奏简单曲调等。

在基本的主动运动练习中,要多做放松紧张肌肉的练习。功能恢复较好时,作进一步恢复协调机能的练习,可做四肢互相配合的运动练习、左右不对称的运动练习、改善动作精确性的练习等。也可练习太极拳或模仿太极拳动作的体操。

为了恢复肌力,特别是加强痉挛肌肉的拮抗肌,可以采用一般的肌肉训练方法,即在肌力为1~2级时做助力运动,3级左右时做克服机体自身重力的练习,4级以上时做对抗阻力的练习。练习方式以采用等张收缩为主的动力性练习为宜,因以等长收缩为主的静力性练习易使肌痉挛加重。

疲劳也能加重偏瘫患者的肌肉痉挛,因此应注意调节运动量,在恢复的早期尤其重要。体操练习中应使患肢运动和健肢运动适当交替,主动运动和被动运动适当交替。必要时插入短暂休息或做呼吸练习。轻松的呼吸练习能反射地降低心血管活动水平,并有助于肌肉的放松。

(2)主动运动的辅助方法

①水中体操。在肌张力较高,肌力较弱,一般主动运动困难时,最适宜在温水浴池内进行体操练习。水温可使痉挛的肌肉松弛,并可增进肢体血液循环;水的浮力可减轻肢体重量,使动作易于完成。

②本体利动机制的利用。在医疗体操中可以利用一些神经生理机制来提高运动中枢某些环节的兴奋性,克服神经冲动传导上的阻力,使原来难以完成的运动有可能完成。

这种过程多次重复,可以降低神经通路上的突触阻力,提高传导效率,导致运动功能的改善。这种技术在必要时可在主动运动基础上辅加应用,以促进某些有特殊重要性的局部运动力量的恢复。

常用的本体利动方法如下:

①施加最大阻力给主动运动施加阻力时,肌肉肌腱组织内张力增高,产生的向心性本体冲动强度增加,可以提高运动中枢的兴奋性,发出更多更强的运动冲动,动员更多运动单元投入活动,更好地达到锻炼的目的。这种阻力一般由医务人员以手工施加。

最大阻力指在等张收缩小运动幅度,或在等长收缩时尚能维持收缩长度的最大阻力。

在对抗最大阻力做肌肉收缩时,由于运动中枢的兴奋扩散,可影响其他肌群而起利动作用。例如,抗阻做肩外展时,可便利伸肘及伸腕运动;抗阻屈髋及膝关节,可便利踝的背屈;抗阻髋外展,可便利足外翻等。通过这种便利作用,可利用肢体近端功能恢复较好的肌群带动远端恢复较差的肌群进行锻炼。

②利用本体反射可以利用的本体反射举例如下:

牵张反射:预先适度牵伸肌肉可便利其随后的主动收缩。做连续的往复运动,通过连续诱导,可使拮抗肌起相互的便利作用。

屈曲反射：被动屈曲拇趾可引起髋及膝的反射性屈曲。在做下肢主动或抗阻屈曲时，同时轻缓地被动屈曲拇趾，可以起便利作用。

支撑反射：对足底施加压力可引起伸展反射，便利下肢伸展运动。为了避免引起伸展反射，在被动屈曲下肢时，不应推压足底。

姿势反射：向瘫痪侧旋转头部可方便患侧屈肘运动，向对侧旋转头部则可便利患侧伸肘运动。

③放松痉挛肌肉的方法 肌肉痉挛是牵张反射过于活跃的表现。一定部位肌肉的轻度痉挛可能有利运动，如股四头肌张力稍高时有利于下肢负重行走，但较明显的痉挛可造成畸形，使运动训练造成严重障碍。

在医疗体育中对痉挛的处理如下：

①在各种操作中避免加重痉挛。例如，在按摩中避免过强刺激；在被动运动中，避免过快的牵伸引起牵张反射；避免刺激手心或足底而引起不必要的屈曲或伸展反射；进行痉挛肌肉的力量练习时，宜用等张收缩方法，避免等长收缩的方法等。

②采取积极方法，重建或加强痉挛肌肉的拮抗肌，是减轻痉挛的有效措施。

③痉挛肌肉的主动放松练习可采用以下步骤，使痉挛肌肉主动收缩或被动延长至引起痉挛的程度，然后被动固定肢体，使痉挛的肌肉作抗阻的等长收缩，接着做主动放松，同时轻轻牵伸肌肉。如此反复进行数次，使肌肉得以逐步放松延伸。

④生物回授技术的应用。生物回授技术是近十余年来发展起来的一种治疗举措。其原理是，向患者提供反映某一系统生理活动的即时和连续的信号，使患者可以感知这一系统的活动情况，以帮助患者学会主动控制这一系统的活动。在偏瘫患者的功能锻炼中，常利用肌电图机提供重点训练肌肉的肌电波形或收缩响声，以引导患者有目标地加强或抑制肌肉活动，达到改善其有效控制的目的。较多地用于放松痉挛肌肉及改善踝背屈肌力。有报告指出，使用生物回授技术可使锻炼效果提高一倍。这为进行一般锻炼收效不理想的患者提供了进一步改善功能的条件。

(3)日常活动功能练习及劳动

治疗除定期的锻炼外，应鼓励患者积极耐心地使用患肢进行盥洗、进食、穿脱衣服、变换姿位等动作，指导患者从事适当的手工制作或写字作画。适当的劳动对肢体功能的康复是有益的。

右利手瘫痪时，在恢复过程中应坚持使用右手，待充分锻炼右手确实恢复不佳时，再改用左手。

(4)行走训练

偏瘫患者下肢功能的恢复较上肢为早。如条件许可，可在发病后2～3周开始行走训练。及早开始行走，是防止下肢挛缩和足下垂的有效方法，也是改善全身生理功能的有效措施。

行走训练从坐位开始。常用的坐位练习有：如用足底搓滚地上的短棍以刺激足底感觉，以利于走反射的恢复；交替摆动两侧小腿，伸时使踝背屈，屈时使踝跖屈；两足轮流背屈；提起一侧足尖的同时提起对侧足跟，两侧交替；练习从坐位站起及坐下等。

再练习行走。在站位以健肢负重作患肢前后摆动，前摆时伸膝，踝背屈，后摆时屈膝；作原地踏步；练习在扶持下行走；再练扶拐、持杖以至徒手行走。步行应平稳缓慢。培养正确的步态，特别是摆动相，开始时应使膝部放松屈曲向前提起，摆动相结束时足稍背屈，使足跟先着地。必要时做分解动作练习。在地上按间隔放置小物件，使逐步跨跃，有助于促使患肢屈曲上提。步行中要求两侧步幅及速度均匀，纠正八字足，防止身体过于向健测偏斜。为了进一步改善步行的平稳协调功能及灵活性，可嘱患者沿一直线行走或循画在地上的足印步行等。

为了改善步态，还须针对步态缺点选作适当的辅助锻炼。如用各种方法放松过分紧张的股四头肌；用抗阻练习、本体促动、生物回授等训练方法，增强踝背屈力量等。

踝部软弱不稳或显著内翻时，可以用短腿支架支持。严重而固定的足下垂或内翻，有时要考虑矫形手术，或行简单的肌腱切断术，再辅以短腿支架。

第三期 当患侧上下肢功能基本恢复时，应进行较复杂的步行训练，如跨越障碍。提高速度、上下楼梯等。为了改善耐久力，可逐步延长步行的时间和距离。作进一步的日常活动练习及手工劳动锻炼。也可练习太极拳、八段锦等。功能恢复较完善时，也可参加其他适当的体育运动。

第三节　高压氧治疗康复

人能生活下去的主要因素之一就是地球有了氧气。成人的脑每分钟需要 500～600ml，要占全身耗氧量的 25% 左右。脑的灰质比白质耗氧量更高，人脑对缺氧非常敏感，如果给脑断氧 6～7 分钟，全部脑细胞就会死亡。自从 1755 年 Priesy 发现氧以后，氧气在临床上得到了广泛应用。氧气疗法能使危重患者转危为安。半个世纪以来，医学家又将高压氧引入临床，能使许多难治之症得到康复。本节仅介绍高压氧对脑血管病的治疗。

在脑血管病中，不论是脑出血还是脑梗死，均能造成脑循环障碍。由于脑缺氧而造成脑功能障碍，因此采用高压氧治疗是合理的。临床实践证明也是有效的。如 Newman 报告应用高压氧治疗闭锁综合征（Locked-syndrome）仅进行一次高压氧治疗，患者即恢复正常，这种戏剧性的效果，得到了医务界的重视。世界各地早已广泛采用高压氧治疗脑血管病。近几年来，我国各地也将高压氧治疗技术应用于临床，并取得了可喜效果。高压氧为何能治疗脑血管病？经过动物实验和临床实践，已找到了答案。

（一）高压氧治疗脑血管病的机理

1. 增加血氧分压

根据气体溶解定律，若温度恒定，气体在液体中的溶解量与其分压成正比，因此高压氧可提高血氧张力，增加血氧含量。生活中也有这样的例子：如在一定的压力下，汽水中能溶二氧化碳与高压氧使血液增加含氧量是一个道理。一个大气压空气下，氧分压（PaO_2）为 12kPa，在一个大气压纯氧下 PaO_2 则为 57kPa，二个大气压纯氧下 PaO_2 为 111kPa。又如 1959 年 Boereman 实验发现，在常压下即使呼吸纯氧，当血红蛋白低于 10% 时，心肌就出现缺氧征象，而在三个绝对压（ATA）氧下，血红蛋白虽降到 0.4% 左右，心电图仍无异常变化，循环、血压正常，生命可暂时维持。证明高压氧可明显提高血氧浓度，改善和纠正缺氧性组织损害，对治疗脑血管病——脑缺氧有积极作用。

2. 增加脑组织、脑脊液的氧分压

研究发现 1ATA 空气下,脑组织、脑脊液的氧分压增高 7～8 倍;在 3ATA 氧下,二者相应增加 13～15 倍,故在高压氧下可为脑组织供氧提供良好条件。

3. 提高血氧弥散半径

气体的弥散是从高分压移向低分压,血液中的氧也要经弥散才能达到组织细胞。有人报道,人脑灰质毛细血管半径为 $2.5\mu m$,毛细血管间距离平均为 $60\mu m$,在常温、常压下,人脑灰质氧有效一弥散距离为 $30\mu m$,该处氧分压为 2.00kPa。

在 3ATA 氧下,脑灰质毛细血管动脉端氧分压比常压下增加 17～22 倍,静脉端氧分压比常压下增加 4 倍,因而氧的有效弥散距离也相应明显增大,约达 $100\mu m$ 左右。脑缺血缺氧水肿时,使脑毛细血管与神经细胞间距增加,在常压下,就会发生氧供障碍,而在高压氧下则可得以纠正,使远离毛细血管的细胞仍可获得足够的氧,因此有助于葡萄糖的有氧代谢和能量供应的恢复,使局部酸中毒缓解,并对脑功能恢复起重要作用。高压氧可减轻由缺血缺氧所造成的脑电活动异常和促使脑电活动恢复。

4. 降低颅内压

在高压氧下,PaO_2 升高,脑血管收缩,脑血流量减少。如在 1ATA 空气下,脑血流量(CBF)为 100%,在 1ATA 氧下,CBF 为 79%;在 1.5ATA 氧下,CBF 为 77%;在 2ATA 氧下,CBF 为 71%。这种引起脑血管收缩的原因可能与动脉血氧分压升高以及过度换气致动脉二氧化碳分压降低有关;或是由于高压氧直接刺激血管平滑肌,引起血管壁张力增加和血管收缩;或是由于机体自动调节,使血管反射性的收缩所致。由于血管收缩,脑血流减少,颅内压即可降低,所以高压氧有防治脑水肿,降低颅内压的作用。如 Miller 报告,在 1ATA 氧下颅内压平均降低 23%;在 2ATA 氧下,颅内压降低 37%。由于高压氧能使正常脑组织中的血管收缩,故可阻止盗血现象,使病变区血流量相对增加。但也有人提出:高压氧既然能使整个脑动脉收缩,全脑血流量必然减少,在这种状态下,能否引起脑缺氧?前面的实验已经证明:高压氧能使血氧浓度增高,氧的弥散半径增大,脑耗氧量减少(在 2ATA 氧下,脑皮质血流减少 21%,脑耗氧量降低 38%),这样以来不仅足以弥补脑血流量减少的影响,同时又大大提高了脑组织的氧分压。因此,由于脑动脉收缩引起的脑血流减少,不仅无害,而且还有降低颅内压,提高脑组织氧分压的效果。Kanaj 等报告,在高压氧下,颈动脉血流减少,而椎动脉血流反而增加,网状结构上行激活系统及脑干的氧分压明显提高。高压氧有改善醒觉状态和提高生命机能活动的作用。因此,它有助于意识障碍的恢复。

(二)高压氧在脑血管病中的应用

1. 空气栓塞

空气栓塞可造成组织缺氧,在常压下吸入纯氧(若血色素的含氧量已饱和了的话),仅能增加 1.5% 的动脉含氧量。如前所述,若采用高压氧就能显著增加血中的氧分压,改善了缺氧;而且高压本身还可以压缩气泡的体积从而改善血运障碍,此外还能促进气泡的吸收,在逐渐的减压过程中又有利于氮(气泡的 80% 由氮组成)的排除。因此,高压氧是一种治疗空气栓塞的最适宜的方法。

2.其他原因引起的脑栓塞或脑动脉血栓形成

高压氧治疗缺血性脑血管病,主要是通过提高血氧含量及血氧分压,使脑血管的含氧量和脑组织中的储氧量均显著增加,改善缺氧状态。有效率因病期不同而异,自50%~100%不等,平均73%。青岛医学院附院曾用大型氧仓,2.5ATA面罩法间断吸氧,每次20分钟,休息10分钟,共四次80分钟,每天一次。10天为一个疗程,共进行三个疗程,治疗脑血栓形成106例,总有效率92%,其中20例进行CT随访,其疗效优于甘露醇与脉通对照组。并认为早期治疗效果好;半年以后者效果不明显;一年以上者无效。同时也指出:第一疗程即有效;第二疗程效果明显;第二疗程疗效不再增加。因此疗程不易过多。部分脑血栓形成伴发冠心病患者,经高压氧治疗后,心肌供血也得到改善。

3.脑出血这方面的文章很少。

据个别报道,病程在一月以内者有明显改善;病程在2~12个月者有相当的改善;病程在一年以上者,仅有较少改善。

此外,高压氧还有改善心脏供氧的作用,Ashficecl等用高压氧治疗心肌梗死的患者。高压氧有四大优点:①缓解疼痛;②改善肺水肿;③纠正心律失常;④促使心源性休克恢复。另外,高压氧还可提高肾血流氧分压,改善局部缺氧,使尿量增加。

(三)高压氧治疗的禁忌证

1.绝对禁忌证

①未经处理的恶性肿瘤(包括已转移者);②未经处理的气胸。

2.相对禁忌证

①肺部疾患,包括感染、损伤、出血,明显的肺气肿、疑有大泡或自发性气胸者;②急性上呼吸道感染(尤其是流感)、急性或慢性鼻窦炎、中耳炎、咽鼓管不通畅;③颅内活动性出血或内出血未止者;④血压超过21.3/13.3kPa(160/100mmHg);⑤某些急性或接触性传染病;⑥原因不明的高热;⑦孕妇(尤其是6个月以内)及月经期妇女;⑧治疗中出现氧中毒或对高压氧耐受较差者。

高压氧对某些神经系统疾病的应用尚在发展探索阶段。对人体生理生化的影响尚未透彻了解。应用不当也可引起不良反应,如氧压伤、氧中毒等,因此不能滥用。应掌握好高压氧的治疗规律,充分发挥高压氧的有利方面,防止或减少不利的方面,努力提高高压氧的治疗水平。

第四节 电疗法康复

应用各种电流或电磁场预防和治疗疾病的方法,统称为电疗法。由于每一种电流的物理性质不同,其作用人体后产生的物理化学变化亦不相同,故而在临床中有不同的治疗意义。医用电流的种类较多,可按其频率、电压、电流强度或电流波形来加以分类。

按电流频率的分类:(1)低频电流:频率0~2000Hz。(2)中频电流:频率2001~100000Hz。(3)高频电流:频率100000Hz以上。利用低频电流的电疗有:感应电疗法、电兴奋疗法、间动电疗法、电睡眠疗法、超刺激电疗法、经皮神经电刺激疗法、电体操疗法、高压低频电疗法、直角脉冲脊髓通电疗法、低周波脉冲调制电流疗法等。利用中频电流的电疗有：干扰电疗法、音频电疗法、正弦调制中频电疗法等。利用高频电流的电疗有：长波电疗法、中波电疗法、短波电疗法、超短波电疗法、微波电疗法、共鸣火花疗法、分米波疗法等。

按电压的分类：按电压的高低可分为低压电流和高压电流两种：①低压电流：电压在100V或100V以下的电流。②高压电流：电压在数百伏或数万伏以上的电流。属于低压电疗法的有：直流电疗法、感应电疗法、电兴奋疗法、电体操疗法、间动电流、干扰电流、音频电流和正弦调制中频电流等。利用高压电流的电疗有：中波电疗法、短波电疗法、超短波电疗法、脉冲短波电疗法、超短波电疗法、共鸣火花电疗法等。

按电流强度分类：按治疗时所用电流强度的大小，分为小电流、中电流和大电流3种。①小电流：1～30mA。②中电流：31～100mA。③大电流：101～3000mA。低、中频率的电疗法多在小电流和中电流范围之内。高频电疗法多在大电流范围之内。

现将有关脑血管病治疗的电疗法分述如下：

(一)电水浴疗法

电流通过水而作用于人体，以达到治疗目的的一种治疗方法。电水浴有全身电水浴和局部电水浴等多种治疗方式，前者由于不易操作而应用减少。目前以局部电水浴为应用的主要方式，多用于四肢，按所用浴槽数目可分为单槽浴、双槽浴、四槽浴，通常应用的是直流电，同时可行离子导入治疗。

1.物理性能

四槽电水浴常用于直流、感应电等治疗。治疗前先在浴槽内注36～38℃的温水。药物离子导入治疗时，可在浴槽内加入一定量药物，稀释后浓度在1%或2%以下。在治疗时可先让患者穿戴以药液浸湿的线手套或袜子，然后将肢体浸入盛有药水的浴槽中，再通电治疗。电流一般为20～30mA，不超过50mA；双槽电水浴电流强度15～25mA；单槽电水浴电流强度10～20mA。

2.治疗作用

包括电流作用、水的静压、浮力、温度、药物等作用。对改善血运、淋巴循环，增强肢体活动功能，提高机体代谢过程，调整神经系统功能，都有良好作用。

3.主要适应证

中风肢体瘫痪，脊髓灰质炎后遗症，多发性神经炎，周围神经损伤，雷诺病等。

4.禁忌证

皮肤急性化脓性病变，严重心脏疾患，结核活动期，癌症，高烧等。

(二)直流电疗法

直流电疗法是将直流电导入人体的某一部位，通过电流作用以治疗疾病的一种方法。这种疗法早已应用于临床，近年来由于发现它对静脉血栓、骨折愈合、陈旧性溃疡等有显著疗效，以及它在人体内可引起复杂的物理化学变化和生理作用，还有直流电的操作技术适用于其他低频电疗等等，重新引起了人们的重视。

1.物理性能

医用直流电通常是利用电子管或晶体管将交流电经全波整流变成脉动直流电，再经滤波和稳压装置而获得稳恒直流电,输出电压不超过100V,电流强度不超过100mA。治疗时电流密度,指主电极衬垫每平方厘米的电流强度,成人常用为 0.03~0.1mA/cm²,儿童为 0.02~0.08mA/cm²。

2.治疗作用

(1)促进局部血液循环、改善组织营养和代谢。感觉神经末梢和血管壁上的感受器受直流电刺激后,通过神经反射作用,使末梢血管扩张。同时,电解产物引起局部组织的蛋白质发生微量变性分解,产生组织胺等扩张血管物质,使微动脉扩张,毛细血管内皮细胞间隙加宽,管壁通透性增加,血行改善,有利于脑血管病造成的肢体活动受限功能的恢复。

(2)调整神经系统和内脏器官的功能。电刺激通过感觉神经传入神经中枢,对中枢神经及自主神经的功能起调整作用,故常用直流电的反射疗法治疗内脏器官的疾病。如颌区反射疗法可影响中枢神经、头部及胸腔器官的血液循环,改善脏器的功能。

3.主要适应证

脑血管意外引起的肢体偏瘫、神经痛、神经麻痹、神经炎、神经官能症、周围神经损伤等疾病。

4.禁忌证

出血倾向、心功能不全、急性湿疹、恶病质、高烧等疾病。

(三)直流电药物导入疗法

利用直流电将药物离子通过完整的皮肤或黏膜导入人体以治疗疾病的方法,称为直流电药物导入疗法。

1.物理性质

直流电药物导入疗法是借电解质溶于水或受热熔化时,其分子解离成带正电荷的阳离子和带负电荷的阴离子。根据直流电场同性电荷相斥,异性电荷相吸而将药物离子导入体内。电极与皮肤之间放置以药液浸湿的滤纸或纱布,通以直流电时,药物离子在同性电极的排斥下进入体内。阳离子从阳极导入体内,阴离子从阴极导入体内。为防止沾染寄生离子,每一个衬垫供一种药物专用。

2.治疗作用

(1)具有直流电和药物的综合作用。导入体内的药物离子保持原有的药理特性,二者有相互协同作用。

(2)直流电药物离子导入法特别适用于治疗较表浅或血流瘀滞的病灶部位,可在局部保持较高的药物浓度,使药物作用持续时间较久,故局部作用较显著。

(3)有良好的镇静、止痛、消炎、促进神经再生和骨折愈合等作用。

(4)离子导入法有一定的局限性,如导入体内的药量较少,且不能精确计算,不易将药物直接导入深层组织,作用缓慢等。

3.主要适应证

用于脑血管病,脑外伤,脑炎后遗症及小儿麻痹后遗症,还用于周期性麻痹,多发性神经炎等。

4.禁忌证

恶液质、高烧、心力衰竭、出血倾向、急性湿疹等。

(四)低频脉冲电疗法

脉冲电流是一种按一定规律从零或某一电位水平上瞬间出现或消失的电流。应用每秒频率1000Hz以下的脉冲电流治疗疾病的方法,称为低频脉冲电疗法。其中脉冲方向固定者称为单相脉冲电流,方向变换者称为双相脉冲电流。

在低频脉冲电疗中,将频率范围定为1000 Hz以下的原因是根据电流的生理学特征来决定的。低频脉冲电流的主要作用之一是它能兴奋神经肌肉组织,而在一般情况下哺乳动物运动神经的绝对不应期多在1ms左右,为引起运动反应只能每隔1ms给予一次刺激,即频率不能大于1000Hz。因此,在电疗法上就将1000Hz定为低频脉冲的高限。常用的低频脉冲电流波型有三角波、方波、梯形波、正弦波、双向脉冲波及阶梯波等。

低频脉冲电流又分调制型和非调制型两种。应用一种低电流(调制电流)去调制另一种频率较高的电流(载波电流),使后者的频率或波幅随着前者的频率或波幅发生相应的变化,常称此为调制型低频脉冲电流。它具有低、中频电流的优势,故临床多采用调制型电流治疗,其对运动与感觉神经系统均有较强的刺激作用,止痛效果显著。也有人还使脉冲出现的时间长短不一,或先后使用几种不同频率或不同波幅的电脉冲组合方式进行治疗。

1.物理性能

低频电脉冲是一种正脉冲。具有刺激作用强、不易产生电解的优点,适用于皮肤电极方式治疗及电针方式治疗。

2.治疗作用

(1)对神经系统有良好的刺激作用。不同电刺激参数,可作用不同的组织,因为当外加电刺激参数与组织兴奋的生理特性相近时,才能引起神经兴奋,即改变脉冲电流参数可选择性地作用于各种不同的神经类别。

(2)止痛作用。可提高周围神经及中枢神经感觉阈,有即时止痛与多次治疗积累的长期止痛作用。

(3)改善血行与代谢。电流刺激引起血管扩张,血流加快,使局部神经组织得到充分营养,改善肌肉节律性收缩,促使血液、淋巴回流,改善代谢机能,并促进神经肌肉的功能恢复,防治肌肉萎缩。

(4)消炎作用。低、中频脉冲电流的消炎作用远不如超短波、微波和紫外线等明显,而且多半仅能治疗一些非特异性炎症,因此消炎作用只是这些电疗法的次要作用之一。

(5)催眠作用。当以低、中频脉冲电流直接作用于间脑或脑干中某些神经组织时,确能引起睡眠。但在电疗法中主要是用皮肤电极进行刺激的,定位不够准确,加上负责睡眠的神经结构往往与负责觉醒的结构彼此靠近,且所用电流对睡眠结构又无选择作用,因此难以达到十分可靠的催眠目的。有鉴于此,有关电睡眠的问题,仍需作进一步的研究。

3.根据所用脉冲的波宽、波形、频率、波幅等电参数的不同,低频脉冲电流康复疗法常用的有以下几种

常用的低频脉冲电疗法:

(1)超刺激电疗法:采用脉冲宽度为 2ms、间隙为 5ms、频率为 143 Hz 超常剂量的低频矩形波脉冲电流治疗疾病的电疗法。

物理性能:超刺激电疗法由于治疗中电极面积只有 $100cm^2$ 左右,而电流峰值达 80mA(平均值 23 mA)这种电流量远大于一般低频电疗所用的数值。

治疗作用:可通过关闭"疼痛闸门"与掩盖效应而起镇痛作用;还能促进局部血液循环,使渗出、水肿消散,并排除致痛化学介质。治疗时常将阴极放于疼痛区,辅极对置或并置在相应部位,电流密度一般为 $0.3 \ mA/cm^2$。

主要适应证:神经痛,神经炎,神经根炎,中风后肩手综合征及肢体疼痛。

禁忌证:装有心脏起搏器者,颈动脉窦部位。

(2)经皮神经电兴奋疗法(TENs 疗法):在人体一定体表部位,施以低频脉冲电流,减少或消除疼痛的方法。亦称低频电镇痛法或粗纤维刺激疗法,神经电刺激疗法。

物理性能:频率 2~16Hz,波宽 0.009~0 35ms,脉冲波形为双向对称或不对称,电极为面积 4~50cm^2 的方形电极或直径 3~5cm 的圆形电极。

治疗作用:止痛作用的机理可能是:①电流刺激了感觉神经的粗纤维,兴奋了疼痛控制闸门,使闸门关闭达到止痛;②兴奋周围神经粗纤维,使脑组织释放出内源性吗啡样物质而发挥镇痛作用。

治疗电极多置于触发点及其周围,也可放在穴位上,电流强度以患者有明显的震颤感为度,一般为 15~30mA。

主要适应证:各种神经性疼痛、中风后肩手综合征等。

禁忌证:妊娠,装有心脏起搏器者,对电流过敏者。

(3)间动电疗法:在直流电的基础上,叠加经过半波或全波整流后的 50Hz 正弦电流.叠加时可经过或不经过调幅,从而构成 6 种不同组合的单向正弦式脉冲输出,由法国 Berhard 首先发现并加以系统研究,将此种电流应用于治疗疾病,称为间动电疗法。

物理性能:间动电疗的脉冲波形属正弦波,其可以连续或断续地以半波整流或全波整流的形式单独出现,也可以半波与全波交替的形式出现。其脉冲频率为 50~100Hz,单脉冲持续时间为 10ms,通过不同组合可分为如下 6 种波形:①密波;②疏波;③疏密波;④间升波;⑤断续波;⑥起伏波。

治疗作用:①改善末梢血液循环,可使血管扩张和降低交感神经的兴奋性,治疗后可见皮肤潮红充血,皮温升高。其中密波作用明显。②刺激神经肌肉组织,引起肌肉收缩。其中用正弦电流频率为 100Hz 最易引起兴奋,以断续波、起伏波效果最好。③止痛作用。可通过掩盖效应和兴奋粗纤维关闭"疼痛闸门"而止痛。改善血液循环,神经纤维间水肿得以解除达到止痛目的。尤以间升波、疏密波止痛作用最佳。

主要适应证:废用性肌萎缩、神经炎、神经痛、雷诺病、偏头痛、中风后遗症等。

禁忌证:装有心脏起搏器者,妊娠。

(4)感应电疗法:以感应电流治疗疾病的方法,称为感应电疗法。由于其整体结构简单、操作方便,故临床应用比较广泛。

物理性能:感应电流是应用电磁感应的原理产生的一种双向不对称的低频率脉冲电流。

现在常用的电子管或晶体管所产生类似的感应电流,只有高尖的正脉冲,称为新感应电流,是单向脉冲,定向移动,有电解作用,波宽为 1~2ms、频率为 50~100Hz,幅度可达几十至百余伏。

治疗作用:①感应电节律性刺激,使运动神经和肌肉产生强直性收缩,改善血液循环和组织营养,提高新陈代谢,促进神经再生,防治肌肉萎缩。②刺激感觉神经末梢,具有止痛作用。③兴奋自主神经,可提高平滑肌和周围血管张力,能使正常神经支配的肌肉呈强直性收缩,还可作为一种暗示治疗的手段。④促进局部血液循环和肢体淋巴液回流。⑤训练肌肉做新动作,在肌腱移植术后,肌肉需要进行它原先没有做过的动作,患者也感到不习惯,这时候可以用感应电刺激与患者主观意志同时应用,通过长时间的配合训练,建立新的运动功能。

主要适应证:脑血管疾病后遗症、弛缓性瘫痪、胃肠神经官能症、神经衰弱、癔病等。

禁忌证:癫痫,装有心脏起搏器者,妊娠,恶性肿瘤等。

(5)电兴奋疗法:电兴奋疗法是综合感应电和直流电治疗疾病的一种方法。电兴奋疗法是采用强感应电或直流电刺激组织,使之强烈兴奋之后发生的继发性抑制以治疗疾病。

物理性能:感应电流目前临床应用有两种:一种是用线圈蜂鸣器产生的电流,另一种是电子管产生的电流。根据其电流的变化、电流形状有所不同,有平稳直流电、脉动直流电、不规则脉动直流电、规则脉动直流电、断续直流电,各种不同形状的直流电在临床中各有适应证。

治疗作用:电兴奋疗法治疗作用的基础是感应电与直流电的治疗作用,单独或联合应用,治疗时多采用 60~80mA 的剂量,在病变局部或穴位,短时间内断续刺激。

主要适应证:弛缓性瘫痪,周围神经炎,尿潴留,各种神经痛和神经衰弱等疾病。

禁忌证:癫痫,装有心脏起搏器者。

(6)电体操疗法:是用低频脉冲电流刺激神经或肌肉,使之产生被动收缩。通过锻炼,保留肌肉的功能,促进神经再生,恢复神经肌肉功能的治疗方法。亦称神经肌肉电刺激疗法。根据神经肌肉的功能状态而选用连续的或调制的指数曲线波、三角波、梯形波或方波,间断直流电和感应电流等等。其方法有 3 种:

第一,极状电极固定法。电流量以能耐受为宜,但应达到肌肉收缩为度,常用 30~60mA,频率为 30~60 次/分。治疗上肢病变时作用极联阴极置于病变肌肉近心端,衬垫面积应小于辅板 1/3 或 1/2,辅极接附板,放在颈膨大部(颈$_{3~7}$)。治疗下肢时,作用极置于下肢病变近心端,辅极放于腰膨大(胸$_{10}$~腰$_1$)。亦可将两个片状电极固定在瘫痪肌肉的两端进行治疗。

第二,滚动电极法。滚动电极可垂直于肌肉走行方向移动,以滚动式电极作为刺激电极,辅极面积 150~200cm^2 放在颈膨大或腰膨大。

第三,运动点刺激法。常用方式:①双点刺激法,以两个点状电极分别固定于肌腹两端进行刺激。②单点刺激法,一点状电极置于某一神经或肌肉的运动点加以刺激,辅极 100~200cm^2,置于颈膨大或腰膨大部。

治疗时间每次 30 分钟,每天 1~2 次,一般以 15~20 次为一个疗程。还要强调的是治疗时要求患者用意念配合与每次电流刺激同时做被刺激肌肉的主动随意收缩,直到出现自主收缩而无需辅助为止。

物理性能:电参数的选择应根据神经肌肉功能状态而异,以适应病变神经肌肉的兴奋性和适应机能。

治疗作用:低频脉冲电流每秒频率在1000次以下,每一个脉冲几乎都可以引起神经肌肉一次兴奋,而电刺激的治疗作用主要是兴奋神经和肌肉,引起运动反应。电刺激时根据不同病情,选择不同脉冲电流刺激肌肉,使发生被动节律性收缩,通过锻炼,保留肌肉的功能,延迟萎缩的发展。

主要适应证:脑血管意外后遗症、脑性瘫痪、脑脊髓外伤引起的痉挛性瘫痪等。

禁忌证:肌萎缩侧索硬化症,多发性硬化的进展恶化期。

第五节　音乐电疗康复

将音乐的信号转换成与音乐同步的音乐电流治疗疾病的方法,称为音乐电疗法。它是在音乐疗法的基础上发展起来的。既有音乐和心理作用,又有音乐电流的治疗作用。

(一)物理性能

音乐是种周期性振动的声源发出的声波,频率愈大,音调愈高,反之音调愈低。音乐电流是经过换能、放大过的音乐信号产生的,因此,不同的音乐其音乐电流亦不相同。由于音乐电流与音乐密切相关,所以波形及频率是随着音乐的变化而变化的。其波形为正弦电流波形,随着音调的改变,而呈现高低不等的波幅变化,故产生的是一种不规则的正弦电流。每个电流均产生一个新的刺激,人体对其不易产生适应性。

(二)治疗作用

音乐信号经滤波处理和功率放大后输出,经电极将音乐电流导入人体,治疗时用耳塞机监听,利用两者的同步作用,它可以调节人的情感和行为,如节奏感强的音乐,能振奋人的精神,悠扬抒情的旋律可以使人情绪放松,欢乐的音乐可改善并增强人的大脑皮层边缘系统的功能。音乐电流具有低频和中频电流的生理和治疗作用,具有镇痛、镇静、调整血压并且改善脑血管,锻炼肌肉,防治肌萎缩,促进麻痹肢体功能的恢复,抗炎、消肿等功能。

(三)主要适应证

脑血栓形成后遗症,震颤性麻痹,血管神经性头痛,神经衰弱,周围神经炎,各种神经痛等。

(四)禁忌证

装有心脏起搏器者。

第六节　光线疗法康复

光线疗法(也称光疗法)是利用各种光辐射能,包括天然的日光和人工光线(红外线、紫外线、激光)作用于机体以达到治疗和预防疾病目的的方法。国际上大多将日光疗法划入到疗养学范畴,理疗学中的光线疗法主要是指人工光线防治疾病的办法。近年来出现的激光疗法亦属此范畴。光是物理康复疗法常用的物理因子,光是一种比较复杂的物理现象。大致分为两种,一种是在人类视网膜上能引起光感的,称为可见光线,如太阳光谱中的紫、蓝、青、绿、黄、橙、红等,其波长在400nm到760nm范围;另一种是在人类视网膜上不引起光感的,称不可见光,如红外线和紫外线等。红外线是利用它的热作用起治疗作用的。而紫外线具有明显的生物化学作用,在物理康复治疗中主要是利用其温热及杀菌作用来起到治疗作用。由于辐射光谱不同,光疗法分为以下几种。

(一)红外线疗法

所谓红外线是因为它位于红色光谱之外而得名。由于各种物体接收红外线后自身被加热,故称其为热辐射线。由于红外线有这个特性而被人类用来治疗疾病,这种治疗疾病的方法称红外线疗法。

1.物理性能

目前用于临床治疗的红外线根据其波长的不同,分为短波红外线和长波红外线两种,前者波长在760nm至1.5um之间穿透力强,可以穿入组织3~8cm;后者波长105μm至400μm,穿透力明显比前者减弱,只能穿透组织0.5cm左右,大部分被表皮吸收。

2.治疗作用

(1)改善局部血液循环,促进机体代谢。红外线辐射人体时,其能量在皮肤及皮下组织中吸收并转变为热效应,引起组织温度升高、血管扩张、血流加速、局部循环得到改善,组织营养代谢相应提高。引起温度升高与光线波长有关,长波红外线>短波红外线>可见光线。

(2)促进局部渗出物的吸收。这作用主要为改善局部血液循环的继发效应。通过血液循环的改善,而使局部渗出物容易吸收,从而降低组织的张力,达到消肿止痛的目的。但必需注意,在炎症的急性期,禁止在局部用强热疗法,否则可因施加强热刺激促使毛细血管渗透性增加,反而加剧渗出。

(3)解痉及缓解肌紧张。温热作用于皮肤,使血管扩张促进血液循环,借助血液的传递和直接的热传导作用于肌肉,使肌肉温度升高,刺激γ神经纤维并降低其兴奋性,从而减弱它对肌肉的牵张反射,使肌张力下降,达到缓解肌紧张的作用。温热作用于腹壁浅层或背部的交感神经节上,可反射的引起胃肠平滑肌的松弛,使蠕动减弱,从而收到解痉止痛的效果。

(4)镇痛作用。热本身对感觉神经有镇静作用,能提高痛阈。另外,热也可作为一种新的刺激与局部痛冲动同时传入到中枢神经系统,热刺激和疼痛冲动互相干扰,减弱和掩盖了痛的感觉,这也就是所谓的掩盖效应。

(5)红外线还有促进肉芽和上皮生长、减轻术后呕吐、使疤痕软化、缓解疤痕挛缩、恢复关节功能等效应。

3.主要适应证

脑血管疾病后遗症、周围神经炎、周围神经损伤、脊髓灰质炎后遗症等。

4.禁忌证

出血倾向、重症动脉硬化、活动性肺结核、恶性肿瘤等。

(二)紫外线疗法

利用紫外线照射防治疾病与康复的方法称为紫外线疗法。它属于非可视光线,其波长范围180~400nm。

第七节 温热疗法康复

温热疗法是利用各种热源作为介质接触体表,将热直接作用于人体而治疗疾病的方法。在治疗过程中,将泥、蜡等物体加热,在其冷却时释放出热量,热量作用于人体而达到治疗目的。

目前温热疗法中常用的热源物质有泥、石蜡、酒、醋、坎离沙、温热蒸气浴等。其治疗疾病的机制是将热传导于人体,起到扩张血管,改善血液循环,增强组织营养,促进再生,软化疤痕和抗炎、止痛作用。另外有些介质如海泥等尚有机械作用,通过摩擦和压力作用以减轻组织水肿,减少渗出,促吸收。还有一些盐类、有机物、胶体、挥发性物质通过化学刺激,起到治疗作用,尤其对慢性的炎性浸润、疤痕、粘连、渗出和血肿等病理产物的吸收作用更为显著。尚有通过一些热源物质中所含的放射线物质、抗生素类物质来起到放射作用、抗菌消炎作用。现将几种常用的温热疗法介绍如下。

(一)石蜡疗法

是以加热熔解的石蜡为热源涂敷于患部,将热能传至人体达到治疗目的的方法。

1.物理性能

石蜡含有16～32个碳原子,为高分子碳氢化合物,是一种不含水无味白色半透明固体,呈中性反应。石蜡热容量大,有很强的蓄热性能,每3kg熔化的石蜡凝固时可放出39卡热量,作用机体后可改善和加速局部血液循环、加强局部组织的营养,可促进炎症的吸收、消散,促进组织的再生并具有良好的止痛效果。另外,石蜡具有良好的可塑性和黏滞性,导热性小,气体和水不能透过,所含热量不易向四周扩散,因而具有保温能力强的特点,更适宜临床使用。

2.治疗作用

(1)温热作用:石蜡的上述特点,能使皮肤耐受较高温度(60～70℃)的石蜡治疗。又由于涂在皮肤表层薄蜡能迅速冷却凝固成一层薄膜,可阻止热量的迅速传递,因而可在其上部涂敷厚层的高温石蜡,能保持长时间的温度作用。

(2)机械作用:石蜡有良好的可塑性和黏滞性,能与皮肤密切接触,这不仅能促进温热向深部组织传递,同时随着温度的降低,冷却凝固,体积缩小,而且对组织又可呈机械性的压迫作用。

具体操作有蜡饼法、蜡布法、浸蜡法、刷蜡法、蜡绷带法、蜡袋法、蜡栓塞法、蜡喷雾法、蜡浇法等。

3.主要适应证

脑血管病后遗症,神经炎,周围神经损伤,术后粘连,疤痕挛缩,神经痛等。

4.禁忌证

癌症、活动性肺结核、出血倾向、感染性皮肤病。

(二)沙浴疗法

本法是利用河沙、海沙和田野沙为介体(河沙、海沙等的成分由二氧化硅、三氧化二铁、三氧化二铝、氧化钙、氧化镁和一些钠盐与镁盐组成,向机体导热以达到治疗疾病目的方法。

夏天治疗多在海滨受河岸沙滩进行,可借日光照射加温至 40~50℃,亦可将沙粒经人工加热,局部沙浴用沙量少时可在普通的大铁锅中加温(50~60℃),全身沙浴用沙量大可用蒸气管加温或特制炉灶加热至 45~50℃。

1.物理性能

沙具有热容量大、导热性强、吸湿性好、干燥时间较慢等物理特性。具体操作分全身治疗和局部治疗法两种。前者需要一定的专业场所,多在沙浴场进行,经日光加热到所需温度之后即可治疗,每次 30~90 分钟。若日照条件不好,可行人工加热,将沙加热至适宜温度后装入用于治疗的长方形箱中,先铺垫热沙 8~12cm,躺于其中,再覆盖 10cm 厚的热沙,温度初次 45℃,逐渐增加到 50℃以上,首次可治疗 20 分钟,以后增加到 30~40 分钟。后者操作比较简单,在患者家中即可进行,可选一浴盆,先放热沙 5cm 厚,将上肢或下肢置于治疗槽内,再覆盖热沙,外盖棉垫以保温,亦可用同样的方法对膝、肘、腰等部位进行温热疗法。沙温为 50~60℃,时间 30~40 分钟,每日 1 次,15 次为 1 疗程,治疗后局部用水洗净。

2.治疗作用

具有改善血液、淋巴液循环,增强新陈代谢和明显的排汗等温热和机械的综合作用。

3.主要适应证

神经炎、神经痛、脑血管病后遗症等。

4.禁忌证

肿瘤、活动性肺结核、出血倾向、感染性皮肤病。

(三)坎离沙疗法

利用醋酸和氧化铁作用生成醋酸铁时化学反应所放出的热能作为热源传至机体治疗疾病的方法,称为坎离沙疗法。

1.制作方法

净铁末 50kg,米醋 3kg,丹参 250g,当归 200g,川芎 250g,鸡血藤 250g,清水 3000ml。将中药切成薄片,置米醋和清水中,加热至沸约 30 分钟,煎煮过程中应经常搅拌,待冷却过滤除掉药渣。再将净铁末放在锅内煅红,放入容器中,取上述中药溶液 SL,倒入铁末中,迅速将容器密封,待其冷却干燥备用。

2.治疗作用

治疗时,将备用的坎离沙倒入盆中,按照每 750g 加醋 40ml 拌匀,再装入布袋用毛巾或毛毯包好,待其温度升至 60℃以上即可应用。治疗部位先放置棉垫,再放坎离沙袋,然后再用棉垫包好以起到保温作用。坎离沙疗法能促进局部血液循环,增强新陈代谢、改善营养状态,还具有消炎、止痛作用。

3.主要适应证

神经痛、神经炎、脑血管病后遗症。

4.禁忌证

肿瘤、活动性肺结核、出血倾向、感染性皮肤病。

(四)泥疗法

泥疗法是利用各种泥类物质加温后敷于病变部位,通过温热等作用以达治疗疾病目的的方法。医用泥的种类很多,有淤泥、矿泥、煤泥、有机泥(腐泥、骸泥)和人工泥多种。其中临床最常用的为淤泥、煤泥、腐泥3种,现将其介绍如下。

1. 理化性能

淤泥取之于盐水湖底或海港、海湾突入大陆之处,多由水生动、植物残骸腐败而成,其中含有多种微生物,以及经微生物作用产生的各种胶体物质及其他有机分解产物,如硫化氢、铵、铁等。另外泥浆中还含有一些激素、酶、氨基酸、维生素、抗生素和噬菌体等生物活性物质,具有热容量高、导热性低、保温性能好的特点。同时泥浆可塑性及黏着性均比较理想,能与体表密切接触,可充分发挥其机械作用、温热作用和化学刺激作用。

2. 治疗作用

本疗法是温热、机械、化学的综合作用。泥能将热能传导于人体而发挥温热作用;敷于体表的泥浆的运动和皮肤间产生一定摩擦力和压力而呈现机械作用;泥中的盐类、有机物质、胶体物质、挥发物质、气体及类激素物质可起化学作用。这3种作用综合可使交感神经的兴奋性降低,扩张血管而使局部血运增加,改善血液和淋巴循环,增加组织营养,促进组织代谢与氧化过程,增强体内废物排泄,加速病理产物的消散与吸收,促使病变组织的修复与再生。

3. 主要适应证

脑血管病后遗症、周围神经炎、神经痛和神经损伤后遗症状。

4. 禁忌证

急性化脓性疾病、心功能不全、肾功能不全、活动性结核、重症动脉硬化。

(五)湿热空气浴疗法(蒸气浴疗法)

利用水加热而产生水蒸气或蒸熏药的蒸气作用于人体而起到治疗作用的方法,称为湿热空气浴疗法。

1. 物理性能

湿热空气浴疗法主要靠热蒸气作用于人体,使血管扩张、血液循环改善而达到治疗疾病的目的。具体疗法分全身和局部两种。在加热水的同时常加入有治疗作用的中药,使中药通过皮肤吸收而达到治疗目的。治疗时气温须保持在30~45℃之间,每次治疗时间15~30分钟。

2. 治疗作用

本法通过热蒸气提高温度,作用人体后可使全身或局部血管扩张、血流改善、增强局部组织的营养,对中枢神经和自主神经功能具有调节作用。由于局部高温,浴后出汗增多,有助于局部水肿的消失。

3. 主要适应证

多发性神经痛、神经炎、脑血管病后遗症。

4. 禁忌证

年老体弱、重度心血管疾病、活动性肺结核。

(六)酒醋疗法

利用酒醋为基本原料,配合其他中药以治疗疾病的方法,称为酒醋疗法。

1.制作方法

及物理性能选用一些具有祛风通络、活血化瘀的中草药,将其研成细末,敷在治疗部位,然后在其上面覆盖6~8层纱布垫,并洒少量75%的酒精,使纱布垫稍湿润为度,再洒食醋少许,使纱布垫与药粉充分湿透,最后在其上面重复洒少许75%酒精,周围皮肤用温水湿透的布垫覆盖保护,用火将纱布垫点燃,待患者感到灼热时将火熄灭,几分钟后再点燃纱布垫,如此反复4~5次。本疗法主要是温热效应和中药皮肤吸收后的治疗作用。

2.治疗作用

可扩张血管、改善血液循环、增强局部组织营养,辅以中药可祛风寒、活血通经。

3.主要适应证

神经炎、脑血管病后遗症。

4.禁忌证

肿瘤、年老体弱、感染性皮肤病。

第八节 磁场疗法

利用磁场作用于身体穴位或病变局部以防治疾病的疗法,称为磁场疗法。根据磁场形式不同,临床上常采用静磁场疗法、动磁场疗法和磁化水疗法。

(一)操作方法

1.动磁场疗法

这种疗法的磁场是不恒定的,磁场强度的大小随时间而变化,磁场方向和作用深度也有不同。目前应用的有以下几种:①旋转磁疗法:用旋转磁疗器的磁头对准治疗部位进行治疗,磁头与治疗部位的距离越近越好。如果用同极旋转磁疗器,磁场是脉动的,选用异极旋转磁疗器,则磁场是交变的。②电磁按摩法:是用磁按摩器或磁块直接在治疗部位进行按摩的一种治疗方法。这一方法治疗时磁场强度随时间而有变化,且时断时续。此法既有不规则的脉动磁场作用,又有按摩作用。③电磁法:用上述磁疗法的同时,在治疗部位同时通以直流电或低中频电流使磁电同时作用于治疗部位,这种方法目前应用的有经络磁电治疗、磁电按摩等。

2.静磁场疗法

这种疗法的磁场是恒定的,具体方法有下列几种:①磁片贴敷法:用胶布或其他方法将磁片直接或间接固定在治疗部位上,根据病情需要可贴敷1块或多块磁片,也可以在治疗部位将磁片并置或对置,譬如内关和外关,常用异极对置,磁片贴敷用南极或北极面向贴敷部位均可。磁片与皮肤的距离越大,作用于组织的磁场强度越小,因此在磁片与皮肤之间一般垫一层薄的纱布即可。磁片疗法操作简便,患者比较容易接受。②直流电磁法:应用直流电的感应磁场作用于治疗部位,如用直流电磁机的磁头、直流电磁床、磁椅等进行治疗。③磁针法:将针灸针刺入治疗部位后,在针柄上放一磁片,使部分磁场通过针作用于深部组织,同时产生针灸与磁场作用。④磁电法:用磁片作为电极,将直流电或低中频电导入组织,或者在恒定磁场作用处同时通以直流电或低中频电流,使磁片贴敷处同时存在磁和电的作用。此时若用低频电流,磁场不是完全恒定的。

3.磁化水疗法

应用经过磁场处理过的水来治疗疾病的方法,称为磁化水疗法。这一疗法临床应用时间较短,近期有人将其有治疗作用的中草药煎液经磁场处理后,分多次饮用而获明显疗效。

(二)治疗作用

(1)磁场刺激穴位可疏通经络,调和气血。

(2)磁场能增加致痛物质分解酶的活性,促进致痛物质的转化过程,从而起到镇痛作用。

(3)磁场疗法可扩张血管,促进血液循环,改善组织营养,消除组织缺血,促进再生过程。

(4)磁场有加强大脑皮层的抑制作用,起到镇静、催眠功效。

(5)磁场有改善血液循环,增强白细胞吞噬功能,还具有抗渗出、促进吸收等功效。

(6)软化疤痕。有临床资料表明,磁场可促使疤痕组织吸收、松解、变软。

(三)主要适应证

神经炎,神经痛,脑血管疾病引起的肢体偏瘫,神经衰弱等。

(四)禁忌证

安装心脏起搏器者禁用。

第九节　水疗法

利用一定温度和压力或溶有一定化学物质的水,以各种不同方式作用于机体进行防治疾病的方法,称为水疗法。目前广泛应用的温泉浴疗法即属此疗法范畴。

(一)物理性能

水具有能与人身体密切接触的优点,其热容量大、导热性强,水中还可溶多种具有治疗作用的物质,如各种矿物质、微量元素、中草药等,以更好地起到治疗作用。水疗法的治疗作用主要是温热效应、机械刺激和化学作用。

(二)治疗作用

水疗法根据其温度的不同大致分为5类:①冷水浴(水温在20℃以下),具有锻炼作用;②低温水浴(水温在20～33℃),具强壮作用;③半温水浴(水温在34～35℃),有镇痛作用;④热水浴(水温在39℃以上),具有扩张血管、改善循环等作用;⑤温水浴(水温在36～38℃),有止痛作用。另外,根据具体治疗方式又分为擦浴、冲洗浴、湿布包裹浴、浸浴、淋浴、泳浴等。按水的成分划分有淡水浴、药物浴、气水浴等。按作用部位划分有全身浴、局部浴(半身浴、手浴、足浴、坐浴等)。热水浴、药物浴常作为脑血管病引起的肢体偏瘫的辅助治疗。

(三)主要适应证

神经炎,神经痛,脑血管病引起的偏瘫。

(四)禁忌证

身体极度虚弱、脑血管病的急性期。

第十节 传统中医康复

一、头针疗法

头针治疗偏瘫效果较好,并具有操作简便、经济、疗效明显等优点,深受群众欢迎。

头针疗法就是用针刺头皮一定的刺激区,以达到治疗之目的。头针疗法刺激区的主要部位是根据大脑表面沟回在头皮上的投影来确定的。在大脑表层管理躯体随意运动的部分,是中央前回和旁中央小叶。其功能分布像一个倒挂的半侧人体,脚在上,上肢在中间,头在下。这些部位损伤后可出现局限性主动运动障碍,如单侧肢体瘫痪。

(一)运动区在头皮上的定位

将百会穴(从两耳尖直上,达头顶正中凹陷处)和太阳穴(眉梢与外眼角之间向后一寸凹陷处)作一连线,此线与发际的交点至百会穴这一段,相当于运动区在头皮表面的投影。运动区上 1/5 是下肢、躯干运动区,中间 2/5 是上肢运动区,下 2/5 是面部运动区。

(二)刺激各区的作用

(1)运动区上 1/5 主要治疗对侧下肢瘫痪。

(2)运动区中 2/5 主要治疗对侧上肢瘫痪。

(3)运动区下 2/5 主要治疗对侧中枢性面神经瘫痪、运动性失语症、流口水、发音障碍。

(三)头针的操作方法及注意事项

(1)头针的选择一般用 2.5~3 寸的 26~28 号针。

(2)体位坐位,卧位和侧卧位均可。

(3)操作方法明确诊断后,按照临床体征,选好刺激区。头皮消毒后,沿头皮斜向捻转进针,针刺在头皮下或肌层均可,达到该区的深度后,要求固定不提插。要达到固定针体的目的,一般要求做到肩关节、肘关节、腕关节、拇指固定,食指第一、二节呈半屈曲状,用食指桡侧面与拇指掌侧面捏住针柄,然后以食指关节不断伸屈,使针体旋转,每分钟捻 200 次左右,每次针体前后旋转 30 转左右,持续捻转 1~2 分钟,留针 5~10 分钟,用同样方法,再捻两次,即可起针。起针后应以棉球稍加按压针眼,以防出血。

(4)疗程瘫痪患者恢复慢者一般每天 1 次,10 次为一疗程,休息 3~5 天即可开始第 2 个疗程。

(5)防止晕针个别患者有晕针现象。常表现为头晕、面色苍白、四肢发凉。发现这种情况应立即拔针.并让患者平卧休息,必要时可予对症处理。

(四)头针的针感

头针的针感常出现热、麻、抽搐等反应,以热感为最多见。也有部分患者虽无针感,但可取得较满意的疗效。针感出现的部位多在对侧肢体,同侧肢体较少见。也有出现全身发热者。一般在进针后几秒到 3 分钟就可出现针感,持续 3~10 分钟后针感即开始减退或消失。

二、体针治疗

(一)作用机理

1. 改善脑血流

研究发现应用"醒脑开窍"针法、传统针法、头针等均能对脑血管患者的血液流变等产生有益影响,如降低全血黏度及血浆黏度,加快红细胞电泳时间,降低红细胞压积及血小板聚集率,从而有助于改善脑血流。在动物实验性脑梗死中,证明电针可使脑血管阻力降低,脑血流量增加,血氧和葡萄糖供给增加,脑组织损害程度减轻。同时还发现针刺对脑血管的这些作用是通过同侧颈交感神经实现的。

2. 改善脑电活动

针刺能使部分(33%~84%)中风后遗症或脑梗死患者的α波幅升高,指数增多,α段持续时间延长,慢波活动频率及长度减少。说明针刺可改善皮层抑制状态,增加脑血供及代谢,提高皮层细胞的电活动,促进脑功能恢复。

3. 降低血脂

通过对脑梗死患者针刺治疗前后对比,发现针刺有降低低密度脂蛋白,升高高密度脂蛋白作用。

4. 改善微循环

针刺可改善脑血管患者的微循环,使患者毛细血管袢顶宽扩大,袢开放条数增加,袢延长,输入枝及输出枝均增宽,血流通过毛细血管袢时间缩短,形态学的清晰度增强,颜色由暗变红,血流态由缓慢、瘀积变成线粒流状。这些改变尤以"醒脑开窍"针法所得结果最明显。微循环的改善有助于肢体功能恢复,它与肌力关节功能的恢复呈正比。

5. 针刺

能增强肌肉收缩功能,提高肌电幅度。

6. 能改变体内神经介质

分泌及酶系统活性,促进新陈代谢,提高机体对物质的合成和利用能力。

(二)方法与效果

据中风后患者的病情及症候不同,可选用身体上不同穴位。由于不同学者采用的穴位及手法不同,临床效果也不一致。体针大可分为:

1. 辨证取穴

施针法如何树槐等治疗40例脑血管患者,选用华佗夹脊五、七、九、十一、十四穴,酌加四神聪等穴,以调补气血,平衡阴阳,使气血调和,阴平阳秘,总有效率达100%。又如李定明等以针刺风府、哑门为主穴治疗脑出血,进针深度的回归方程:风府穴为 $Y=2.8475+0.0778X$,哑门穴为 $Y=2.7183+0.07X$(X为颈围,Y为进针深度,单位为厘米,这有助于对昏迷无针感者进针深度的估计),并根据临床表现不同配以不同穴位,如意识障碍加脑清、百会、人中;闭症井穴放血;脱症灸足三里、百会;脉弦血压高加曲池、太冲;失语加廉泉、涌泉、通里;心率快、舌质绛有瘀斑加内关、血海;大小便障碍加盆丛、阴陵泉;上肢瘫加三针、曲池、外关、合谷等;下肢瘫加环跳、秩边、风市、阴陵泉、三阴交等。对照组除不针风府、哑门穴外,其他针刺部位同以上治疗组。在疾病急性期,两组均配用中西药治疗,病情稳定后停用治疗脑出血的中西药。治疗组共治疗46例急性脑出血,治愈率31.61%,基本治愈达17.30%,而对照组治愈率为4.35%,基本治愈率为15.22%;从语言障碍看,治疗组恢复正常者占92.59%,对照组仅占40%;两组相比,针刺风府、哑门组具有疗程短,治愈率高,死亡率低的优点,并认为针刺治疗应在确诊后立即开始,因早期治疗效果好,且CT检查证明针刺能促进血块吸收和水肿消退。

2.固定针法

如天津中医学院一附院针灸科用"醒脑开窍"针法,即以泻人中、双侧内关,补双侧三阴交为主,辅以泻极泉、委中、尺泽;吞咽障碍加风池、翳风、完骨;手指握固加合谷;语言謇涩在金津、玉液处放血,治疗脑血管患者2336例,总有效率97.43%,认为此针法具有醒脑开窍,滋补肝肾,疏通经络作用。李陟用上、下配穴法,即在病肢取天鼎、环跳二穴,针刺后要求针感自穴位转至肢端,不留针,治疗112例中风偏瘫患者,总有效率达98.5%,具有取穴少疗效高的优点。

三、推拿康复

按摩推拿治疗痹症、痿症等疾患在我国已有二千多年的历史。该法简单易行,行之有效,在民间广泛流传。按摩推拿已成为我国康复疗法的一个重要组成部分。对多种疾病均有良好效果。本节只介绍对偏瘫患者的康复治疗。

1.按摩推拿手法

本行专家把治疗偏瘫患者的手法归纳成五个字——擦、揉、按、搓、滚,具体如下:

(1)擦法 用手掌、大小鱼际、掌根或小指指腹在皮肤上摩擦。操作时用上臂带动手掌,力量大而均匀,动作要连贯,使皮肤有灼热感。

(2)揉法 用拇指和四指成相对方向揉动,手指不能离开皮肤,使该处的皮下组织随手指的揉动而滑动。

(3)按法 用掌心或掌根按压患部,或双手重叠在一起按压,注意用力要适当。

(4)搓法 两手掌相对置于患部,用力作上下或前后的搓动。动作宜协调、轻快,双手用力要均匀,连贯。

(5)滚法 用手背掌指关节突出部、或以小鱼际、小指掌指关节的上方在皮肤上滚动,操作时用力要均匀,如"吸附在肢体上"一样滚动,力求渗透入里,切忌浮浅。

2.临床操作

利用上述手法并结合患者的具体情况灵活运用,以偏瘫患者为例,一般采用下列五个步骤即可。每天一次,十天为一疗程,一个患者可以连续1个或几个疗程,也可间歇数日再进行下一疗程。

(1)患者俯卧位,按压背部天宗、肝俞、胆俞、膈俞、肾俞。再用滚法松解之。

(2)患者侧卧位(患侧在上)用擦法、滚法治疗患侧部分。

(3)用拿法治疗患肢的软组织。

(4)点穴,如膝眼、委中、承山、伏兔、风市、解溪等。

(5)最后以搓法而结束。

3.按摩推拿在康复中的作用

(1)行气活血,疏通经络。《素问·调经论》曰:"五脏之道,皆出于经隧,以行气血,血气不和,百病乃变化而生,是故守经隧焉。"所以,气血畅通,则百病皆除;气血壅聚,则百病丛生。气血的正常通行,既要有充足的气血,又必需依靠畅通的经络。经络把全身的脏腑、器官、四肢百骸联结为一个有机的整体。按摩推拿能疏通经络,行气活血,从而使全身的脏腑、器官能获得充足的血液供应,脑部得到充足血供,偏瘫患者可得到康复,保持人体的正常功能,从而达到防病、治病的目的。

(2)消除肌肉疲劳,肌肉松紧得当,则周身关节通利,活动有力。如肌肉紧张、痉挛,则活动不利、疼痛。按摩推拿能加速软组织损伤的恢复,使痉挛的软组织得到充足的血液供应,从而可解除肌肉的痉挛与疲劳。

(3)调整脏腑功能,脏腑调和,则人体精力充沛;反之,脏腑虚弱,气血生化乏源,则精神萎靡。按摩推拿能调整脏腑的偏胜偏衰,平衡阴阳。如脾胃虚弱,可用补法按摩胃脘部,以促进脾胃的消化吸收功能;如胃实便秘者,则可用泻的手法,促进胃肠蠕动,达到排便通气的目的,有利于疾病的康复。

(4)滑利关节。关节滑利,则行动敏捷。关节僵硬,则行动迟钝。推拿按摩能松解粘连、滑利关节,改善关节的营养,促进新陈代谢,增加关节的活动度,使关节功能得到恢复。例如,肘关节的僵硬、膝关节活动不利等,均可通过适当的按摩而获得康复。

按摩推拿治疗偏瘫患者,不少单位取得了满意效果,如青岛医学院附院、山东省青岛疗养院、青岛工人疗养院都设有专门的按摩推拿室。有的恢复期的瘫痪患者只用本法治疗 7~8 次,即可使肌力由 0 级升到 Ⅰ 级~Ⅱ 级。肌力的患者经过治疗一个疗程,能挟持行走,其中有自然恢复的成分。这种治疗至少对偏瘫的康复起了促进作用。该法有益无害,特别在缺医少药的广大农村可以大力提倡。

第五章 出血性脑血管病

第一节 原发性脑出血

脑出血系指脑实质内出血,一般指非外伤性脑实质内血管出血,又称为出血性卒中或脑溢血,占脑血管病的20%~30%。发病率为60~80人/10万人/年,急性期病死率约为30%~40%,是急性脑血管病中最高的。在脑出血中70%~80%发生于基底节区,脑干和小脑出血约占20%,是发病率及病死率高的疾病之一。

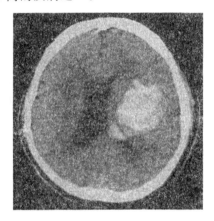

高血压及动脉硬化症同时并存时,持续高血压使脑内小动脉硬化,发生脂肪玻璃样变,构成微小动脉瘤。脑血管构造不同于体内的其他血管,其脑动脉外膜不发达,无外弹力层,中层肌肉细胞少,其管壁较薄。其深穿支动脉多与主干成直角,例如豆纹动脉其血流速度快而呈湍流,当血压突然升高时,血流压力增大易造成该动脉破裂出血。亦可继发于脑梗死患者溶栓和抗凝治疗及脑栓塞后出血。脑实质内动脉炎、肿瘤、淀粉样血管病侵袭破坏脑血管均可导致出血。全身性疾病(败血症,出血热等)、血液病(血小板减少性紫癜和血友病,白血病,再生障碍性贫血)等也可造成脑实质内出血。年轻患者脑出血多因脑实质内先天性动脉瘤、动静脉畸形破裂出血。

一、诊断

(一)现代科学方法诊断

1.临床表现

自发性脑出血多发生于寒冷季节,因在寒冷多变的气候下,血管收缩,血压升高及波动致血管破裂出血。其中男性较女性稍多,约20%患者既往有发作史。发病年龄多在50~75岁间。以白天发病占多数。脑出血患者其体型为颈部粗短,两肩宽阔,常有高血压家族史。临床症状分为前驱期、发作期、恢复期及后遗症期。

(1)前驱期:对脑出血的前驱症状的认识还很不充分。有部分患者在发病前数小时或数天可有不同程度的头痛、头昏、眩晕或昏厥,肢体发麻,鼻衄,视网膜出血,嗜睡及精神改变。值得特别注意的是剧烈的后侧头痛或项部痛,运动和感觉障碍,眩晕或昏厥,无视乳头水肿的视网膜出血及鼻衄。凡一切能使血压骤然增高之因素都可成为脑出血的诱因,如剧烈的情绪波动,用力排便、咳嗽、饱餐与剧烈运动等。

(2)急性期(发作期):脑出血发病一般急骤,多数在1小时至数小时内病情发展到高峰。常在数分钟内患者进入昏迷。

头痛为急性期首先症状,如大脑半球出血头痛常开始于病初,当血液流入蛛网膜下隙则可出现头痛及后枕部痛。颅内压增高时为全头痛,同时伴有头晕,常出现昏迷。其发生及轻重不完全取决于出血的多少,与出血的部位亦有关。根据Monakow报道,出血点在三脑室的中央灰白质或丘脑核,昏迷最易发生。大脑半球灰白质受累,则昏迷不易发生,但出血流至脑室,亦可出现昏迷。呼吸障碍表现深而慢,呈鼾声,出现脑疝时呈潮式呼吸或毕氏呼吸。下丘脑或脑干受到出血的波及或水肿引起自主神经功能障碍,下丘脑的前部到延髓迷走神经核水平的损害均可引起急性胃、食道、十二指肠溃疡与穿孔,致消化道出血。常出现局灶损害的症状,表现言语不清或偏侧肢体无力,偏身感觉障碍,少数患者出现惊厥发作,多为全身性,亦可出现局限性发作,常在起病后1~2小时内发作,此可能与出血接近皮质有关。

按不同的出血部位,脑出血还可能有不同的临床特点:

(1)基底节区出血:是脑出血最常见部位,约占脑出血的半数以上。出血尤以壳核为最好发部位,因为出血主要位于内囊外侧,故称外侧型。出血来源主要是外侧豆纹动脉破裂引起。血肿常向内扩展波及内囊。临床表现与血肿的部位及血肿量有关,但是损伤内囊引起的对侧偏瘫是中等和大量出血较常见的症状。脑皮质凝视中枢受刺激出现头与眼均偏向病灶侧。在出血病灶的对侧表现中枢性面神经和舌下神经瘫痪,上、下肢体随意运动消失,肌张力低下或增高,腱反射开始减低,2~3周后亢进,腹壁反射、提睾反射减弱或消失。出现防御反射和锥体束损害的病理反射。偏身各种感觉迟钝或丧失。如内囊后部损害至视辐射时,产生偏瘫侧的同侧偏盲,即偏瘫、偏身感觉障碍及偏盲的三偏症状。优势半球出血还可有失语表现。

(2)丘脑出血:约占脑出血的⅒~15%。主要是丘脑穿通动脉或丘脑膝状体动脉破裂引起。临床表现视血肿大小和范围而有所不同。当血肿较小且局限在丘脑本身时,可出现嗜睡及表情淡漠,对侧偏身感觉障碍。如病变累及脑干背侧可出现双眼向上凝视,瞳孔大小不等。累及内囊可有不同程度的"三偏"。优势半球的患者,可出现失语,非优势半球受累,可出现体象障碍及偏瘫忽视等。下丘脑出血可出现高热、昏迷、血压升高、内环境紊乱。丘脑出血可出现精神障碍表现为情感淡漠、视幻觉及情绪低落等,还可出现丘脑语言(记忆力减退、计算力下降、情感障碍、人格改变)。

(3)小脑出血:小脑出血约占脑出血的10%左右,多位于一侧小脑半球齿状核及其附近。出血源动脉主要是小脑上动脉和小脑下前动脉、小脑下后动脉的分支。主要表现为突发剧烈呕吐、枕部疼痛、眩晕及因共济失调而摔倒。查体可能有颈项强直、眼球震颤及构音不清。如出血较多致第四脑室受压,或出血破入脑室引起梗阻性脑积水时,可致颅内压迅速增高,甚至发生急性枕骨大孔疝,出现生命体征紊乱,甚至危及生命。

(4)脑干出血:脑桥是脑干出血的好发部位,约占脑出血患者的10%左右。出血来源主要是基底动脉发出的供应脑干的穿支。临床表现为起病急剧,突发剧烈头痛呕吐,可立即出现意识障碍,甚至迅速陷入深昏迷。针尖样瞳孔为脑桥出血特征性改变,尚有四肢瘫、核性面瘫及双侧锥体束征阳性。

(5)脑室出血:分原发性和继发性。前者少见,后者为脑实质出血破入脑室多见。原发性脑室出血,如侧脑室及第三脑室出血,常突然起病随之进入昏迷,阵发性强直性痉挛。脑膜刺激症状表现颈项强直,克氏征阳性及呕吐。早期即出现呼吸节律、频度以及肺水肿的改变。瞳孔先缩小后散大,面部充血,出汗多。病灶对侧上下肢不同程度的瘫痪。昏迷初期升高的血压逐渐下降。第四脑室出血均是继发于脑干或小脑出血,如出血损害了菱形窝底的延髓生命中枢则很快导致死亡,生存时间约1~8小时。

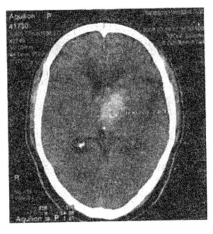 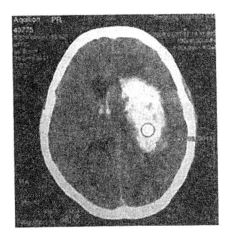

2.实验室及其他检查

(1)颅脑CT检查:脑出血急性期,发病后5~7天之内,血肿为新鲜血液和血凝块,CT扫描呈现梭形,长圆形,或不规则的致密影。严重贫血患者红细胞压积低于20%,血肿可为等密度,甚至为低密度影。亚急性期(发病后1~2周)血肿内红细胞及蛋白质分解和吸收,水分也通过渗透作用进入血肿,CT扫描可见血肿密度消失,与正常脑组织密度近似,多不可辨认,仅可见到占位征象。慢性期(发病一月)血肿周围的神经胶质及血管增生更加明显,形成一定厚度的血肿壁,血肿内红细胞及有形成分大部分被吸收,此期CT表现为轮周清晰的低密度区及轻微的占位征象。

(2)脑脊液:脑出血常破入脑室系统而呈血性脑脊液,血性脑脊液者可占全部脑出血病例86%~90%,约有15%左右的患者脑脊液清晰透明。脑出血后脑内血肿形成,脑水肿与血液流入蛛网膜下隙等而致颅内压增高。由于脑脊液中混入大量血液,故蛋白明显增高。红细胞进入脑脊液2小时后即开始溶解,10小时后上清液即有血胆红质,一周后脑脊液为澄黄或淡黄色,2~3周后脑脊液为清亮。

脑出血影响下丘脑,可有血糖与尿素氮升高。醛固酮分泌过多可致高钠症。血液中免疫球蛋白增高,抗脑抗体出现较抗血管抗体出现早。出血后一周之内血小板的粘附性和凝集性下降,血小板脆性指数异常,血凝固延迟,而血小板数无改变。

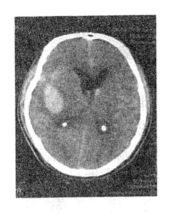
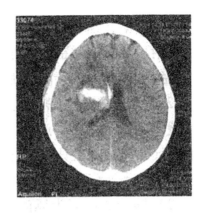
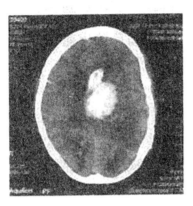
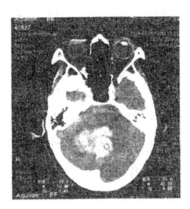

3.鉴别诊断:

(1)蛛网膜下腔出血:青年、中年、老年均可发病,50岁左右为易发年龄,活动中突然剧烈头痛,呕吐,短暂意识丧失或抽搐,有明显脑膜刺激征,动眼神经麻痹,双侧锥体束征,无持久明显肢体瘫痪,此不同于脑出血。

(2)高血压性脑病:起病急,活动时发病。有严重头痛,呕吐,意识障碍(重时昏迷)。常有局限性或全身性抽搐,一般无明显的局灶性体征,血压显著增高及眼底小动脉痉挛,脑脊液清亮,压力较高,采取降血压、扩血管治疗后病情迅速恢复。

(3)脑栓塞:多为风湿性心脏病伴有心房纤颤或心功不全所致脑外栓子栓塞脑动脉。动脉硬化性心脏病、心房纤颤或心肌梗死所致栓子少见。起病急,活动时发生,其发病比脑出血更快,伴有其他脏器栓塞。多见头痛、呕吐、短暂昏迷。血压正常。脑脊液无色透明。

(4)脑梗死:老年人发病,夜间睡眠或休息时发作。发病前常有一过性脑缺血发作。血压不高,昏迷少见,首发症状头痛者少见,眩晕者伴有呕吐。脑脊液无色透明,无脑膜刺激征。

(二)中医诊断

(1)发病急骤,口眼歪斜,舌强语謇,半身不遂;或卒然昏倒,神识昏蒙或不省人事。

(2)多发生于中老年以上,老年人尤多。

(3)病前多有头痛、眩晕、肢麻、心悸等病症;多因暴怒、饮食、劳倦而诱发。

(4)实验室检查:CT检查、脑血管造影、脑脊液检查、眼底检查多支持本病诊断。

(5)临证时需与痫证、厥证、痉证、痿证相鉴别。

(三)民间经验诊断

相比较而言,脑出血一般起病较急,发病时间只有数分钟或数小时,但脑出血还是有其逐步发展演变的过程。在起病初期会或多或少表现出一些异常情况,即出现一些有预兆的前驱表现。在发生脑出血的患者中,50%有先兆症状。先兆症状出现后的第一年内发生脑出血的危险性很大,尤其在两个月内最为危险。一旦出现这些先兆表现,就预示着脑出血即将发生,或已是脑出血的前驱阶段。这时如仔细观察,就能及时发现异常,尽快到医院争分夺秒地进行治疗,从而控制疾病发展,避免严重后果。

常见的脑出血的先兆症状有:

(1)突然感到一侧身体麻木、无力、活动不便,手持物掉落,嘴歪、流涎,走路不稳。

(2)与人交谈时突然讲不出话来,或吐字含糊不清,或听不懂别人的话。

(3)短暂性视物模糊,以后可自行恢复正常,或出现失明。

(4)突然感到头晕,周围景物出现旋转,站立不稳甚至晕倒在地。这些表现可以短暂地出现一次,也可以反复出现或逐渐加重。

当上述先兆症状出现时,患者在思想上既要高度重视,又不能过度紧张以致惊慌失措。情绪要镇静,避免因血压波动而加重病情。应尽快将患者送到医院就诊,并详细告诉医生已出现的预兆表现,以便明确诊断,及时治疗。

二、治疗

(一)民间和经验治疗

脑出血俗称脑溢血,是中老年人的多发病,患者发生脑溢血后,家属应进行紧急救护。

(1)保持镇静并立即将患者平卧。千万不要急于将患者送往医院,以免路途震荡,可将其头偏向一侧,以防痰液、呕吐物吸入气管。

(2)迅速松解患者衣领和腰带,保持室内空气流通,天冷时注意保暖,天热时注意降温。

(3)如果患者昏迷并发出强烈鼾声,表示其舌根已经下坠,可用手帕或纱布包住患者舌头,轻轻向外拉出。

(4)可用冷毛巾覆盖患者头部,因血管在遇冷时收缩,可减少出血量。

(5)患者大小便失禁时,应就地处理,不可随意移动患者身体,以防脑出血加重。

(6)在患者病情稳定送往医院途中,车辆应尽量平稳行驶,以减少颠簸震动;同时将患者头部稍稍抬高,与地面保持20度角,并随时注意病情变化。

推荐几种有益于脑溢血患者的食物:

(1)新鲜水芹榨汁,每天分2次饮用,可预防脑溢血,对治疗后遗症也有效。

(2)大豆加水煮成饴状,每次少量,持续食用,可预防脑溢血。

(3)萝卜汁在脑出血后饮用,可助恢复。

(4)芝麻含丰富的维生素E,对改善末梢血管阻塞及高血压有效。

(5)三七:对脑血管病具有双向调节作用,既可用于脑溢血患者,又可用于脑血栓患者,临床观察表明,三七治疗心脑血管病方面"止血而无留瘀之弊,活血而无出血之虞"。

脑溢血患者不仅应该在药物方面积极配合治疗,更应该在饮食方面多加注意,这样会对病情的好转有很大帮助。若脑血管患者神志清醒,但进食时呛咳,应给予糊状饮食,其饮食内容为蒸蛋羹、肉末菜末稠粥、肉末菜末烂面条、牛奶冲藕粉、水果泥或将饭菜用捣碎机捣烂后给患者食用。

脑血管患者康复期若无吞咽困难,宜以清淡、少油腻、易消化的柔软平衡膳食为主。

(二)中医和经典治疗

1. 中经络

(1)络脉空虚,风邪入中

主证:肌肤不仁,手足麻木,突然口眼歪斜,语言不利,口角流涎,甚则半身不遂,或兼见恶寒发热、肢体拘急、关节酸痛等证,舌苔薄白,脉浮弦或弦细。

治则:祛风通络,养血和营。

方药:大秦艽汤——秦艽、当归、羌活、防风、白芷、熟地黄、茯苓、石膏、川芎、白芍、独活、黄芩、生地黄、白术、细辛、甘草,无内热者去生石膏、黄芩,加白附子、全蝎;有风热表证者去羌活、防风、当归,加桑叶、菊花;呕逆痰盛,苔腻,脉滑,去地黄,加半夏、南星;手足麻木,肌肤不仁加指迷茯苓丸;语言不清,神情呆滞加菖蒲、远志;年老体衰者加黄芪;若仅见口眼歪斜者,可用牵正散。

(2)肝肾阴虚,风阳上扰

主证:平素头晕头痛,耳鸣目眩,少寐多梦,突然发生口眼歪斜,舌强言謇,或一侧手足沉重麻木,甚则半身不遂,舌质红或苔黄,脉弦细数或弦滑。

治则:滋阴潜阳,熄风通络。

方药:镇肝熄风汤——淮牛膝、龙骨、白芍、天冬、麦芽、代赭石、牡蛎、玄参、川楝子、茵陈、龟板、甘草;酌加天麻、钩藤、菊花;痰热较重者加胆南星、竹沥;心中烦热者加栀子、黄芩;头痛较重者加石决明、夏枯草;失眠多梦者加珍珠母、龙齿、夜交藤。

(3)痰热腑实,风痰上扰

主证:突然半身不遂,偏身麻木,口眼歪斜,便干或便秘,或头晕,或痰多,舌謇,舌苔黄或黄腻,脉弦滑,偏瘫侧脉多弦滑而大。

治则:化痰通腑。

方药:星蒌承气汤——胆南星、全瓜蒌、生大黄、芒硝,酌加丹参、鸡血藤;头晕重者加钩藤、菊花、珍珠母;舌质红而烦躁不安、彻夜不眠者,选加鲜生地黄、沙参、夜交藤。

2. 中脏腑

(1)闭证突然昏倒,不省人事,牙关紧闭,口噤不开,两手握固,大小便闭,肢体强痉。

①阳闭

主证:除具备闭证的主要症状外,兼见面赤身热,气粗口臭,躁扰不宁,舌苔黄腻,脉弦滑而数。

治则:辛凉开窍,清肝熄风。

方药:先灌服(或鼻饲)局方至宝丹或安宫牛黄丸,并用羚羊角汤——羚羊角、龟板、生地黄、丹皮、白芍、柴胡、薄荷、蝉衣、夏枯草、石决明;抽搐加全蝎、蜈蚣、僵蚕;痰多者加竹沥、天竺黄、胆南星;痰多昏睡者加郁金、菖蒲。

②阴闭

主证:除具备闭证的主要症状外,兼见面白唇暗,静卧不烦,四肢不温,痰涎壅盛,舌苔白腻,脉沉滑或沉缓。

治则:辛温开窍,豁痰熄风。

方药:急用苏合香丸温开水化开灌服(或鼻饲),并用涤痰汤——法半夏、制南星、陈皮、枳实、茯苓、人参、石菖蒲、竹茹、生姜、甘草;可酌加天麻、钩藤以平肝熄风。

(2)脱证

主证:突然昏仆、不省人事,目合口张,鼻鼾息微,手撒肢冷,汗多,大小便自遗,肢体瘫软,舌萎,脉细弱或脉微欲绝。

治则:益气回阳,救阴固脱。

方药:参附汤合生脉散——人参、熟附子、麦冬、五味子;汗出不止者加黄芪、龙骨、牡蛎、山萸肉以敛汗固脱。

3.后遗症

(1)半身不遂

主证:偏枯不用,肢软无力,面色萎黄,或见肢体麻木,痛痒不知,手足肿胀,舌紫黯或有瘀斑,苔薄白或白腻,脉细缓或涩。

治则:益气、活血、通络。

方药:补阳还五汤——黄芪、归尾、川芎、桃仁、红花、地龙、赤芍;酌加全蝎、乌梢蛇、川牛膝、桑枝、地鳖虫、川断等;小便失禁者加桑螵蛸、肉桂、益智仁;下肢瘫软无力甚者加桑寄生、鹿筋、上肢偏废者加桂枝;患侧手足肿甚者加茯苓、泽泻、防己、苡仁;兼见言语不利者加菖蒲、远志、郁金;兼口眼歪斜者合牵正散;便秘者加火麻仁、肉苁蓉、郁李仁;心悸者加桂枝、炙甘草。

(2)语言不利

主证:舌欠灵活,言语不清,或舌暗不语,舌形多歪偏,苔薄或腻,脉滑。

治则:祛风、除痰,开窍。

方药:解语丹——白附子、石菖蒲、远志、天麻、全蝎、羌活、南星、木香、甘草;肾虚精亏者以地黄饮子滋阴补肾利窍。

(3)口眼歪斜

主证:单纯口眼歪斜。

治则:祛风、除痰,通络。

方药:牵正散——白附子、僵蚕、全蝎;口眼滑动者加天麻、钩藤、石决明等。

(三)现代和前沿治疗

脑出血发病后能否及时送到医院进行救治,是能否达到最好救治效果的关键。减少转运时间的延误,需要公众和医疗服务系统的紧密配合与协作。公众应充分认识脑卒中的危害和及时到医院就诊的重要性,并具有识别脑卒中症状的基本常识,强化及时转运患者的意识和行动。医疗机构应创造条件使患者及早得到救治。

1.脑出血的识别

医务人员应掌握脑卒中常见的症状,公众也应该对脑卒中的常见表现有所了解。脑卒中的常见症状:

(1)症状突然发生。

(2)一侧肢体(伴或不伴面部)无力、笨拙、沉重或麻木。

(3)乙侧面部麻木或口角歪斜。

(4)说话不清或理解语言困难。

(5)双眼向一侧凝视。

(6)一侧或双眼视力丧失或模糊。

(7)视物旋转或平衡障碍。

(8)既往少见的严重头痛、呕吐。

(9)上述症状伴意识障碍或抽搐。

2.脑卒中患者的运送

保持生命体征稳定,尽早送至医院。

(1)发现可疑患者应尽快直接平稳送往急诊室或拨打急救电话由救护车运送。应送至有急救条件(能进行急诊CT检查,有24小时随诊的脑卒中专业技术人员)的医院及时诊治,最好送至有神经专科医师或脑血管病专科医院。

(2)医疗机构需做出快速反应。各医院应当制定加快脑卒中救治的计划和措施,包括有关科室医师、急诊和救护车系统之间的协调与协作,对将到院的脑卒中患者给以相应处理。

3.现场及运输途中的处理和急救：

(1)应收集的信息:救护人员到达现场后应立即采集有关病史并进行简要评估(见下表)。关于发病时间的信息尤其重要。

表 急救人员在现场或运输途中应收集的信息

1.神经症状出现的时间
2 确定神经症状的性质
　　(1)肢体或面部的无力
　　(2)说话不清或异常语言
3.格拉斯哥(Glasgow)昏迷量表评分：
　　(1)语言
　　(2)眼运动
　　(3)运动反应
4.近期患病、手术或外伤史
5.近期用药史

(2)急救措施及相关处理

监测和维持生命体征。必要时吸氧、建立静脉通道及心电监护。保持呼吸道通畅,解开患者衣领,有假牙者应设法取出,必要时吸痰、清除口腔呕吐物或分泌物。若患者呕吐剧烈,将头偏向一侧,防止因呕吐物引起窒息。昏迷患者应侧卧位。转运途中注意车速平稳,保护患者头部免受振动。对症处理,如高颅压、血压过高或过低、抽搐等的处理。尽可能采集血液标本以便血常规、生化和凝血功能试验能在到达医院时立即进行。救护车上工作人员应提前通知急诊室,做好准备及时抢救。

4.治疗

脑出血急性期过后,表情趋于平稳的患者,治疗及护理的处理原则是降低颅内压,防治脑水肿、脑缺氧,治疗心血管、呼吸、消化与泌尿系统合并症,预防感染、褥疮,维持营养、水电解质平衡等,促进神经功能恢复。

(1)脑出血的内科治疗

一般治疗:①卧床休息:一般应卧床休息2~4周,避免情绪激动及血压升高。②保持呼吸道通畅:昏迷患者应将头歪向一侧,以利于口腔分泌物及呕吐物流出,并可防止舌根后坠阻塞呼吸道,随时吸出口腔内的分泌物和呕吐物,必要时行气管切开。③吸氧:有意识障碍、血氧饱和度下降或有缺氧现象(PO_2<60mmHg或PCO_2>50mmHg)的患者应给予吸氧。④鼻饲:昏迷或有吞咽困难者在发病第2~3天即应鼻饲。⑤对症治疗:过度烦躁不安的患者可适量用镇静药;便秘者可选用缓泻剂。⑥预防感染:加强口腔护理,及时吸痰,保持呼吸道通畅;留置导尿时应做膀胱冲洗,昏迷患者可酌情用抗生素预防感染。⑦观察病情:严密注意患者的意识、瞳孔大小、血压、呼吸等改变,有条件时应对昏迷患者进行监护。

脱水降颅压减轻脑水肿:颅内压升高是脑出血患者死亡的主要原因,因此降低颅内压为治疗脑出血的重要任务。颅内压升高的主要原因是早期血肿的占位效应和血肿周围脑组织的水肿。脑出血后3~5天,脑水肿达到高峰期。药物治疗的主要目的是减轻脑水肿、降低颅内压,防止脑疝发生。

渗透性脱水剂甘露醇是重要的降颅压药物。20%的甘露醇用量为125~250ml,快速静脉滴注,每6~8小时一次,用药时间不宜过长,建议为5~7天。可同时应用速尿20~40mg,静脉注射,二者交替使用。用药过程注意监测肾功和水电解质平衡。甘油果糖500ml静脉滴注,每日1~2次,脱水作用缓和,适用于肾功不全者。

调控血压:脑出血患者血压的控制并无一定的标准,应视患者的年龄、既往有无高血压、有无颅内压增高、出血原因、发病时间等情况而定。一般可遵循下列原则:

脑出血患者不要急于降血压,因为脑出血后的血压升高是对颅内压升高的一种反射性自我调节,应先降颅内压后,再根据血压情况决定是否进行降血压治疗。

血压≥200/110mmHg时,在降颅压的同时可慎重平稳降血压治疗,使血压维持在略高于发病前水平或180/105mmHg左右;收缩压在170~200mmHg或舒张压100~110mmHg,暂时尚可不必使用降压药,先脱水降颅压,并严密观察血压情况,必要时再用降压药。血压降低幅度不宜过大,否则可能造成脑低灌注。收缩压<165mmHg或舒张压<95mmHg,不需降血压治疗。

血压过低者应升压治疗,以保持脑灌注压。

止血药物:一般不用,若有凝血功能障碍,可应用,时间不超过1周。

皮质激素的应用:肾上腺皮质激素治疗急性脑出血有以下作用:抑制星形细胞在低渗溶液中发生的肿胀;对体液及钾、钠通过细胞,或毛细血管到神经胶质细胞交界的转运有直接作用;并能改善血脑屏障,维持完整功能;减轻毛细血管的通透性而抑制脑水肿的发生、发展;对细胞膜、溶酶体的活性有稳定作用;减少脑脊液的生成有利于脑水肿的消散;增加肾血流量及肾小球的滤过率,并直接影响肾小管的再吸收;抑制脑垂体后叶分泌抗利尿素,起到利尿作用。一般选地塞米松。它对钠、水的潴留作用甚微,脱水作用较甘露醇弱,但较持久,无反跳现象。10~20mg/d,静脉点滴。氢化考的松对水、钠潴留及钾的排泄较地塞米松为著,目前很少应用。药物对消化道应激性溃疡与肺部感染患者不利,应根据病情选择应用。一般用于脑出血进行性加重的重型患者和脑疝抢救。不宜将皮质激素列为抢救及治疗脑出血的常规药物亚低温治疗,建议尽量不使用皮质类固醇,因其副作用大,且降颅压效果不如高渗脱水药。

亚低温治疗是辅助治疗脑出血的一种方法,初步的基础与临床研究认为亚低温是一项有前途的治疗措施,而且越早用越好。有条件的单位可以试用,并总结经验。

(2) 手术治疗

自发性脑出血患者哪些需手术治疗、手术方法及手术治疗的时机,目前尚无定论。手术目的主要是尽快清除血肿、降低颅内压、挽救生命,其次是尽可能早期减少血肿对周围脑组织的压迫,降低致残率。国内很多医院正在探讨手术治疗的方法和疗效。主要采用的方法有以下几种:去骨瓣减压术、小骨窗开颅血肿清除术、钻孔穿刺血肿碎吸术、内窥镜血肿清除术、微创血肿清除术和脑室穿刺引流术等。去骨瓣减压术对颅压非常高的减压较充分,但创伤较大,已经较少单独采用;内窥镜血肿清除术只有少数医院在试行阶段;钻孔穿刺碎吸术对脑组织损伤较大已基本不用;目前不少医院采用小骨窗血肿清除术和微创血肿清除术,但对手术结果的评价目前很不一致,小骨窗手术止血效果较好,比较适合血肿靠外的脑出血,对深部的血肿止血往往不够彻底,对颅压较高者,减压不够充分;微创穿刺血肿清除术适用于各种血肿,但由于不能在直视下止血,可能发生再出血,优点是简单、方便、易行,在病房及处置室即可完成手术,同时由于不需要复杂的仪器设备,术后引流可放置时间较长,感染机会较少,现已在国内广泛开展。全脑室出血采用脑室穿刺引流术加腰穿放液治疗很有效,即使深昏迷患者也可能取得良好的效果。

手术适应证:发病时的意识障碍较轻微,神经功能有一定程度的保留,其后病情逐渐恶化,颅压持续升高,经手术治疗可能逆转者;GCS评分≥5分,呈浅昏迷至中度昏迷,不完全或完全性偏瘫,脑疝早期;小脑出血≥10ml(或血肿直径≥3cm)伴脑干受压和脑积水,出现进行性神经功能恶化;幕上出血≥30ml,出血的部位表浅,如脑叶出血、壳核出血或经壳核向苍白球及外囊扩展;非高龄患者的脑内出血,其颅腔容积代偿能力较差而手术耐受能力较强者应手术治疗;因血管畸形或动脉瘤所致的脑内出血,通过去除血肿和原发病灶可能达到较好效果。

手术禁忌证:出血后病情进展迅猛,短时间内即陷入深度昏迷者,发病后血压持续升高≥200/120mmHg,伴有严重的心、肝、肺、肾等疾患及凝血功能障碍者,不适于手术治疗。

(3) 手术方法

直接开颅术:是脑出血的常用手术方式。可在直视下彻底清除血肿,迅速解除占位效应和止血。传统的去骨瓣开颅由于创伤大已少用,目前有些医院采用微创小骨窗法,对皮质下、壳核及小脑出血均适用。此外,深部出血延伸至浅处者也可采用。在县级以上医院均可就地施行,缩短了救治时间。

CT引导或立体定向血肿吸除术:创伤较小,血肿定位精确,但不能完全地清除血肿和止血,如采用内窥镜,可较好地解决上述问题。

脑室外引流血肿溶解术:对脑室内出血有效。

其他微创颅内血肿清除术：如微创血肿穿刺清除术和锥颅血肿抽吸引流术等，方法简便易行，更适用于基层医院和不具备行较复杂手术条件的医院。

采用上述2、3、4项治疗时，可在血肿腔内注入纤溶剂（如UK、rtPA、重组链激酶等），将残存血肿溶解，便于引流。

三、康复

开始时做深呼吸及简单的主动运动，着重偏瘫一侧手脚的伸展运动：肩外展、上肢伸展、下肢弯曲。运动间隙用枕垫、木架维持肢体功能位，防止上肢屈曲、足下垂等畸形。可逐步增加坐、立、行走练习，进行正确步态行走、上下楼。注意加强保护，防止跌伤等意外。上肢活动功能初步恢复后，着重做爬墙、抓放物品、盘核桃等运动，加强自理能力练习：进餐、梳洗、穿脱衣等。情况进一步好转，可进行写字、编织、园艺等劳动治疗。

脑出血患者经过治疗，有一部分性命保住了，但留下半身不遂的后遗症，尤其是患者的手，总是象握拳似的掰都掰不开。此处列举一民间经验，仅供参考。具体的操作方法是：施术者，用两手的大拇指甲，按压患者的患侧手甲根。要求是必需压到指甲根上，不可压指甲肉上。每次按压时间不要超过30秒，如果加上意念更好。施术者和患者都念"经络畅通，脑血管畅通"。按压的顺序是：先压中指和拇指甲根，再压食指和无名指甲根，最后重复压中指甲根配合小指甲根，前后压共三次即可。

第二节　蛛网膜下隙出血概述

蛛网膜下隙出血（SAH）是指由各种原因出血血液流入蛛网膜下隙所致的临床综合征。原发性蛛网膜下隙出血是由脑动脉瘤、动静脉畸形破裂出血进入蛛网膜下隙。继发性为原发病的合并症，如脑出血、脑瘤等。本节只讨论原发性蛛网膜下隙出血。其病因与发病机制总结如下：

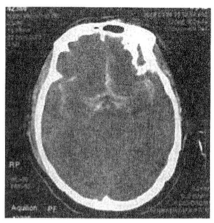

原发性蛛网膜下隙出血的病因很多，而其主要原因是脑动脉瘤和动静脉畸形（约占50%～90%）。

脑动脉瘤：可见于任何年龄，以40～60岁多见，而以50～54岁发病最常见。婴儿及高龄期较少见。动脉瘤好发于组成颅底动脉环的血管上,尤其是动脉分叉处。动脉瘤破裂的频度,据报道颈内动脉占38%,大脑前动脉占36%,大脑中动脉占21%,大脑后动脉占0.9%,基底动脉占2.9%,椎动脉占0.9%,小脑占0.8%。颈内动脉颈段的动脉瘤较少见,其蝶鞍床突下段海绵窦内的动脉瘤是在硬膜外,很少引起蛛网膜下隙出血。床突上段占39.3%,其中5.4%在后交通动脉以下,25%在与后交通动脉连接处,4.5%在后交通动脉分叉处,4.4%在颈内动脉分叉部。

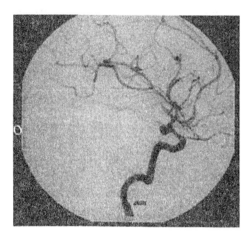

颈内动脉及大脑中动脉的动脉瘤以女性为多,而前交通动脉的动脉瘤则以男性多见。

脑血管畸形:血管畸形也称血管瘤。分动静脉型和毛细血管型。动静脉型常见,毛细血管型比较少见。动静脉型是蛛网膜下隙出血的常见原因之一,占6%～7%,与动脉瘤之比约为1:6.5,可发生于脑的任何部位,而以大脑突面较多发,最常见于大脑中动脉系统。血管畸形90%以上在小脑幕上。血管畸形引起的蛛网膜下隙出血常伴局灶体征,发病前或发病时可有癫痫发作,精神障碍,有时可闻及血管杂音,可合并脑内出血。

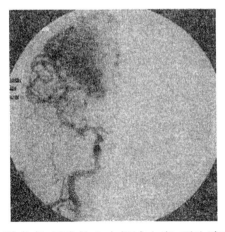

血液病:血友病、红细胞增多症、原发性血小板减少症、再生障碍性贫血、白血病、恶性贫血以及广泛骨转移所致的纤维蛋白原缺乏症等均可合并蛛网膜下隙出血。蛛网膜下隙出血可为白血病的首发症状或早期症状之一,急性者较慢性者多,粒细胞性白血病较淋巴性为多,凡引起蛛网膜下隙出血的血液病通常预后不良。

其他血管疾病：高血压与动脉硬化常同时存在，可引起梭形及粟粒性微小动脉瘤。由此发生的蛛网膜下隙出血占15%～20%。结缔组织病，如红斑性狼疮、结节性动脉周围炎等；脑血栓形成或栓塞，发生出血性梗死时可使血液流入蛛网膜下隙；脑底动脉异常增生所致的"烟雾病"也是蛛网膜下隙出血的原因之一。

感染性疾病：各种原因引起的脑膜炎（或直接侵犯血管）、结核性脑膜炎、化脓性脑膜炎、病毒性脑膜炎（流感性及带状疱疹性等）、布氏杆菌病或伤寒等。

脑瘤：脑瘤卒中可合并蛛网膜下隙出血，特别是颅内转移瘤或脑膜癌病，约占蛛网膜下隙出血的5%。

一、诊断

(一)现代科学方法诊断

1.临床表现

脑膜刺激征、剧烈的头痛及血性脑脊液是蛛网膜下隙出血的三大症状，绝大多数病例都会出现。

多数患者发病前完全正常，部分患者有偏头痛和眩晕史。发病常较急骤，出现剧烈头痛、呕吐，很快发展至昏迷。意识障碍时间一般较短，清醒后有头痛、呕吐。脑膜刺激征是特征性症状，以颈项强直为最突出，Kenug征、Brudzinski征均呈阳性。60岁以上老年患者，头痛、呕吐及脑膜刺激征，常不如年轻患者明显，而意识障碍和脑实质损害症状较重。这与老年人伴有脑萎缩、蛛网膜下隙扩大及老年人反应迟钝有关。

蛛网膜下隙出血的临床症状可分4类：

(1)脑膜刺激征：血液进入蛛网膜下隙后，红细胞及细胞破坏产物刺激脑膜及神经根引起脑膜刺激征，即头痛、呕吐、颈强直及Kernig征阳性。颅压增高与出血、脑水肿有关。

(2)脑局灶体征：所在部位的动脉瘤或血管畸形破裂产生局灶体征。大脑半球的血管畸形破裂则发生偏瘫、失语及癫痫发作；桥脑部位的动脉瘤破裂，发生多数颅神经损害。

(3)脑血管痉挛：由于血小板破裂后释放5-羟色胺等，引起广泛的脑血管痉挛、脑水肿和颅内压增高，而致继发性脑缺血，出现意识障碍、精神症状与锥体束征等。继发性脑血管痉挛多发生于病后3～10天。部分患者有视网膜、玻璃体、结膜出血及视乳头水肿。

(4)多脏器功能衰竭：严重的蛛网膜下隙出血时，因丘脑下部受出血或脑血管痉挛引起的缺血损害，发生一系列自主神经——内脏功能障碍，表现为多脏器功能衰竭，如高热、呃逆、消化道出血（消化系统病变）、心律失常、心肌缺血或心肌梗死（心血管系统损害）、急性肺水肿、呼吸障碍（呼吸系统病变）、少尿、无尿或尿毒症（泌尿系统损害），此外还可见高血糖反应及周围血粒细胞反应等。

2.病理

出血后，蛛网膜下间隙的脑脊液中混有血凝块及血液。新鲜的出血，脑表面为红色，陈旧的出血为棕色或暗棕色。出血可限于局部，也可浸及整个脑表面，甚至脊髓。血液可逆流至第四脑室甚至侧脑室，偶而血块堵塞脑脊液通路而形成脑积水。血液可引起蛛网膜的无菌性炎症反应，蛛网膜及软膜增厚，色素沉着，在脑、血管和神经之间引起粘连。

脑实质内有广泛的白质水肿，皮质有多发性斑块状缺血病灶，可遍及整个大脑皮质。中央灰质的病变比较轻微。

显微镜检查示脑膜的轻度炎症反应,在软脑膜和蛛网膜上可见含铁血黄素吞噬细胞。出血1～4小时即可出现脑膜反应,脑膜血管周围可见少量多形核粒细胞;4～16小时粒细胞反应较强烈;16～32小时有大量粒细胞及淋巴细胞;三天后,粒细胞减少,淋巴及吞噬细胞增加,可见红细胞吞噬细胞、含铁血黄素吞噬细胞和胆红质吞噬细胞,后者多在7天以后出现。后期可见有脑积水。

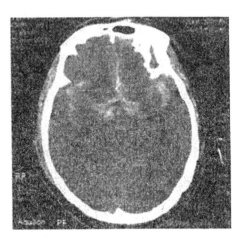

3.实验室及其他检查

(1)颅脑CT扫描:是诊断蛛网膜下隙出血的首选方法。CT平扫最常表现为基底池弥散性高密度影。血液的分布情况可提示破裂动脉瘤的位置:如动脉瘤位于颈内动脉段常表现为鞍上池不对称性积血;位于大脑中动脉段主要表现为外侧裂积血;位于前交通动脉段则是前纵裂基底部积血。对于蛛网膜下隙出血,脑CT扫描不能取代脑血管造影。

(2)脑脊液检查:脑脊液呈均匀一致的血性及脑压升高是临床重要的特征。发病后数日内可有异物性粒细胞反应,类似脑膜炎,即在红细胞背景上的嗜中性粒细胞反应。2～3天后可见红细胞吞噬细胞,5～7天后可见含铁血黄素吞噬细胞和胆红质吞噬细胞,一般7～10天多无完整的红细胞,而单核吞噬反应可持续较长时间。蛋白定量升高,其含量多少主要决定于出血的程度。血糖升高者,脑脊液的糖也升高。氯化物一般无变化。

(3)脑血管造影:是确诊蛛网膜下隙出血病因最有价值的方法。无局灶体征的蛛网膜下隙出血应作全脑造影,采用数字减影脑血管造影最适宜。约50%～60%病例可发现动脉瘤,部分患者表现有不同程度的血管痉挛,可为局部(数支血管)亦可为全部脑底动脉环的分支痉挛。血管造影可证实动静脉畸形,并可显示脑内血肿的存在。

(4)CT血管成像(CTA)和MRI血管成像(MRA):是无创性的脑血管显影方法,但准确性不如DSA。血及尿检查:约1/3以上病例周围血象示白细胞升高,约1/4有高血糖反应,血糖最高可达25mmol/L。不少患者出现蛋白尿、血尿,少数有尿糖阳性,有些患者可发生尿毒症反应,尿素氮升高。

(5)经颅多普勒(TCD):可显示某血管的血流速度,间接提示脑血管痉挛的存在,而不能直接显示动脉瘤或动静脉畸形的部位,且受脑水肿的影响,其诊断可靠性较差。

(6)脑电图：多显示广泛慢波，若有血肿或较大的血管畸形，可表现局限性慢波。部分病例显示病侧低波幅慢波，此常与脑血流图显示的脑缺血相一致。

(7)脑诱发电位：通过体感、视与听觉诱发电位检测，部分病例有异常表现。

4.鉴别诊断

(1)脑出血：脑出血与蛛网膜下隙出血，在深昏迷时常不易鉴别，年轻者多为动脉瘤或血管畸形，高血压伴偏瘫者多为脑出血。因两者均有血性脑脊液，故不能根据脑脊液做出鉴别。脑室出血与重症蛛网膜下隙出血临床难以鉴别，脑CT扫描和脑血管造影，两者各有其本身的特征，即可鉴别。

(2)脑膜炎：脑膜炎与蛛网膜下隙出血的体征相似，有时发病经过也相像。起病时常伴发热，有严重头痛和意识障碍，很少有血性脑脊液，若红细胞多，白细胞少，可能为蛛网膜下隙出血，反之则可能是炎症。炭疽杆菌性脑膜炎，常有血性脑脊液。

(3)脑瘤卒中或颅内转移瘤：脑瘤约有1.5%发生肿瘤卒中，形成瘤内或瘤旁血肿，可合并蛛网膜下隙出血。癌性颅内转移、脑膜癌症或中枢神经系统白血病有时为血性脑脊液，脑脊液中查到瘤细胞，即能确诊。原发性颅内肿瘤，脑脊液的瘤细胞阳性率较低，需靠脑CT扫描和血管造影协助诊断。

(4)硬膜下血肿：急性硬膜下血肿发生在外伤后半月之内，外伤不一定很重，可无颅骨骨折；慢性硬膜下血肿，症状距外伤1~3个月，甚至更长，表现为慢性颅压增高征。局灶症状轻或不明显，晚期可形成脑疝。脑血管造影及CT扫描有鉴别意义。

(5)硬膜外血肿：与外伤病史有关，常经过几小时至2~3天的无症状期，迅速发展成脑疝，血肿侧瞳孔散大，对侧偏瘫，伴意识障碍，典型者脑脊液清亮。伴外伤性蛛网膜下隙出血时即为血性脑脊液。外伤史及颅骨骨折是重要的鉴别点。

(二)中医诊断

本病诊断较易，如突发剧烈头痛及呕吐，面色苍白，冷汗，脑膜刺激征阳性以及血性脑脊液或头颅CT见颅底各池、大脑纵裂及脑沟中积血等。少数患者，特别是老年人头痛等临床症状不明显，应注意避免漏诊，及时腰穿或头颅CT检查可明确诊断。

通过病史、神经系统检查、脑血管造影及头颅CT检查，可协助病因诊断与鉴别诊断。除和其他脑血管病鉴别外，还应与下列疾病鉴别：①脑膜炎：有全身中毒症状，发病有一定过程，脑脊液呈炎性改变。②脑静脉窦血栓形成：多在产后发病或病前有感染史，面部及头皮可见静脉扩张，脑膜刺激征阴性，脑脊液一般无血性改变。

(三)民间经验诊断

蛛网膜下隙出血一般起病较急，发病时间只有数分钟或数小时，但脑出血还是有其逐步发展演变的过程。在起病初期会或多或少表现出一些异常情况，即出现一些有预兆的前驱表现。在发生脑出血的患者中，50%有先兆症状。先兆症状出现后的第一年内发生脑出血的危险性很大，尤其在两个月内最为危险。一旦出现这些先兆表现，就预示着脑出血即将发生，或已是脑出血的前驱阶段。这时如仔细观察，就能及时发现异常，并到医院争分夺秒地进行治疗，从而控制疾病发展，避免严重后果。

常见的脑出血的先兆症状有：

(1)突然感到一侧身体麻木、无力、活动不便,手持物掉落,嘴歪、流涎,走路不稳。
(2)与人交谈时突然讲不出话来,或吐字含糊不清,或听不懂别人的话。
(3)暂时性视物模糊,以后可自行恢复正常,或出现失明。
(4)突然感到头晕,周围景物出现旋转,站立不稳甚至晕倒在地。这些表现可以短暂地出现一次,也可以反复出现或逐渐加重。

当上述先兆症状出现时,患者家属在思想上既要高度重视,又不能过度紧张以致惊慌失措。情绪要镇静,避免因血压波动而加重病情。应尽快将患者送到医院就诊,并详细告诉医生已出现的预兆表现,以便明确诊断,及时治疗。

二、治疗

(一)民间和经验治疗

蛛网膜下腔出血是常见的脑血管病之一,常见的病因是颅内动脉瘤破裂和血管畸形。一旦发生蛛网膜下腔出血应及时在当地有条件的医院进行治疗或转送医院抢救治疗,转送患者时需注意以下几点:

(1)尽量让患者保持头高侧侧卧位,避免舌根后坠阻碍通气;
(2)及时清理患者口中的呕吐物,以免误吸入气道;
(3)尽量避免长途转送,选就近有条件的医疗单位治疗;
(4)转运前应给予脱水、降压等治疗;
(5)运送过程中尽量避免震动;
(6)转送患者时应有医务人员护送并随时观察病情变化;
(7)有随时进行抢救的基本设施。

(二)中医和经典治疗

1.肝风内动,肝阳暴亢

治则:镇肝熄风,平肝潜阳。

方药:镇肝熄风汤——怀牛膝、代赭石、生龙骨、生牡蛎、生龟甲、白芍药、玄参、天门冬、川楝子、生麦芽、茵陈、甘草;神志不清,表情淡漠者加石菖蒲、郁金、天竺黄;谵语妄动者加黄连、竹叶、莲子心;大便秘结者加大黄、玄明粉;抽搐项强甚者加天麻、全蝎、僵蚕、白附子、羚羊角粉;若痰多黄稠者,加胆南星、竹沥。

2.肝肾不足,虚火上扰

治则:滋补肝肾,清热降火。

方药:知柏地黄丸——知母、黄柏、山药、山茱萸、牡丹皮、熟地黄、茯苓、泽泻;目干眼涩,虚热较甚者,加大知母、黄柏用量,并加用枸杞子、菊花、白薇、银柴胡、青蒿;颈项强直、四肢抽搐者,加全蝎、蜈蚣、僵蚕;心烦失眠,夜寐不安者加柏子仁、炒枣仁、黄连、阿胶;血虚兼见血瘀、舌质黯或瘀点者,加阿胶、当归、桃仁、川芎。

3.痰浊内阻,清窍蒙蔽

治则:涤痰通窍,化浊开闭。

方药:涤痰汤——制南星、制半夏、炒枳实、茯苓、橘红、石菖蒲、人参、竹茹、甘草;痰热明显者加黄芩、生大黄、天竺黄;纳谷不香者加炒白术、鸡内金、炒谷麦芽;痰多清稀者加苍术、厚朴;

颈项强直者,加全蝎、蜈蚣、石决明、僵蚕。

4.肝郁气滞,瘀血阻络

治则:疏肝解郁,行气活血化瘀。

方药:血府逐瘀汤——柴胡、枳壳、桔梗、牛膝、当归、川芎、赤芍、生地黄、桃仁、红花、甘草。

(三)现代和前沿治疗

原发性蛛网膜下隙出血,其治疗目的是为减少出血后死亡及再出血,使损害的脑功能得到最大限度的恢复。对已发现动脉瘤或血管畸形者,若一般状况良好,应争取早期手术治疗。对不宜手术者,则应预防其发生破裂。

1.内科治疗

(1)发病后应绝对卧床休息4～6周,防止再出血,适当应用镇静、止痛剂。

(2)降低颅内压:20%甘露醇250ml,每4～6小时一次静脉点滴;地塞米松5～10mg,每日2～3次。不仅能减轻脑水肿,降低颅内压,而且可改善意识状态,预防和治疗脑血管痉挛。其作用机制,目前认为主要系消除受损细胞膜的自由基。应用大量维生素E,对预防脑血管痉挛有益。其他如速尿、甘油等,也可做降颅压的治疗。国产复方甘油注射液500ml,每日静脉滴注1～2次,效果较好。

(3)调整血压:目前尚有争议,一般认为急性期不急于调整血压。用降压疗法,预防再出血,不一定有益处,缺血引起的后果可能更严重。而伴丘脑下部损害者,血压的控制亦较困难,某些降压药如酚噻嗪类(冬眠灵等)易发生低血压休克,应列为禁用或慎用。

(4)止血疗法:无肯定疗效,有的学者认为止血剂可促进凝血过程,增强小动脉壁的张力。大剂量应用可发生心肌梗死,因而主张对高龄者及已有心电图异常者慎用或不用,但也有主张用6-氨基己酸者,认为除止血外,还有解除血管痉挛,预防再出血的作用。另有报告用止血药者较不用者脑血管痉挛发生率明显增高。笔者认为对高龄、有动脉硬化、心血管疾病者小剂量用或不用,对青少年蛛网膜下隙出血、心电图正常者应采用。据报告6-氨基己酸18g,每日2次静脉滴注,效果最好。

(5)抗脑血管痉挛:异丙基肾上腺素能激活腺苷酸环化酶,使血管平滑肌松弛,从而预防和缓解血管痉挛。异丙基肾上腺素0.4～0.8mg,加入5%葡萄糖150ml内静脉滴注,每分钟10～20滴,每8小时一次。同时利多卡因200mg,加入生理盐水450ml,点滴,10～20滴/分输注。苯氨卡胺50～100mg颈内动脉注射;亦可用罂粟碱、氨茶碱。以上方法对因血管痉挛所致的缺血性神经机能障碍,可获得迅速改善。

目前以钙离子拮抗剂尼莫地平最为理想,能进饮食者每日应用30mg,每日3次,对意识障碍者需用尼莫通5～25mg,静脉点滴。

(6)腰穿脑脊液外引流:隔日一次,缓慢放出血性脑脊液可降低脑压,缓解症状及预防蛛网膜粘连。

(7)侧脑室体外引流:对重症蛛网膜下隙出血出现深昏迷,并已有脑疝征象者,本方法不失为一挽救生命的方法。

2.手术治疗

根据病例的不同情况可采用颈总或颈内动脉结扎法,直视下动脉瘤或血管畸形结扎或切除法,此外尚有瘤颈夹闭法、瘤壁加固、凝固法、填塞法与栓塞法等。

手术时机,多数主张出血后立即行脑血管造影,并争取及早手术。对有血管痉挛者,可在7~10天后,血管痉挛基本缓解时再手术治疗。对于年迈体弱、一般情况较差,深昏迷,生命体征受累,伴高血压及动脉硬化者,或动脉瘤位置不准确或多发性动脉瘤者,不宜行手术治疗。

三、康复

蛛网膜下隙出血患者康复期无吞咽困难,宜以清淡、少油腻、易消化的柔软平衡膳食为主。

首先,应限制动物脂肪,如猪油、牛油、奶油等,以及含胆固醇较高的食物,如蛋黄、鱼子、动物内脏、肥肉等,因为这些食物中所含饱和脂肪酸可使血中胆固醇浓度明显升高,促进动脉硬化;可采用植物油,如豆油、茶油、芝麻油、花生油等,因其中所含不饱和脂肪可促进胆固醇排泄及转化为胆汁酸,从而达到降低血中胆固醇含量,推迟和减轻动脉硬化目的。

其次,饮食中应有适当蛋白质,常吃些蛋清、瘦肉、鱼类和各种豆类及豆制品,以供给身体所需要的氨基酸。一般每日饮牛奶及酸牛奶各一杯,因牛奶中含有牛奶因子和乳清酸,能抑制体内胆固醇的合成,降低血脂及胆固醇的含量。饮牛奶时可将奶皮去掉。豆类含豆固醇,也有促进胆固醇排出的作用。

第三,要多吃新鲜蔬菜和水果,因其中含维生素C和钾、镁等。维生素C可降低胆固醇,增强血管的致密性,防止出血,钾、镁对血管有保护作用。

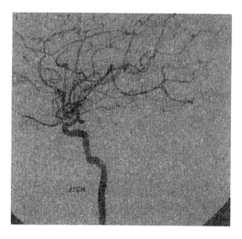

第四,可多吃些含碘丰富的食物,如海带、紫菜、虾米等,碘可减少胆固醇在动脉壁沉积,防止动脉硬化的发生。

第五,每日食盐在6克以下为宜,因食盐中含有大量钠离子,人体摄入钠离子过多,可增加血容量和心脏负担,并能增加血液黏稠度,从而使血压升高,对脑溢血患者不利。

第六,忌用兴奋神经系统的食物,如酒、浓茶、咖啡及刺激性强的调味品。此外,少吃鸡汤、肉汤,对保护心脑血管系统及神经系统有益,且需忌暴食。

家有脑溢血患者,一般可选择下述辅助食疗方剂:

(1)黑木耳6克,用水泡发,加入菜肴或蒸食。可降血脂、抗血栓和抗血小板聚集。

(2)芹菜根 5 个,红枣 10 个,水煎服,食枣饮汤,可起到降低血胆固醇作用。

(3)吃鲜山楂或用山楂泡开水,加适量蜂蜜,冷却后当茶饮。若中风并发糖尿病,不宜加蜂蜜。

(4)生食大蒜或洋葱 10~15 克可降血脂,并有增强纤维蛋白活性和抗血管硬化的作用。

(5)蛛网膜下隙出血患者饭后饮食醋 5~10 毫升,有软化血管的作用。

第三节 颅内动脉瘤

颅内动脉瘤是颅内动脉壁上的局限性异常扩大,是引起自发性蛛网膜下隙出血的主要病变。根据 Locksley 的综合性统计,在 5431 例自发性蛛网膜下隙出血的患者中,动脉瘤破裂占 51%。

颅内动脉瘤的发病率尸检材料为 1‰~5‰。死于自发性蛛网膜下隙出血者尸检发现的 90% 有这种动脉瘤。在脑血管意外中,它仅次于脑梗死和高血压脑出血而占第三位。本病以 30~60 岁中年人比较多见,10 岁以下或 80 岁以上者很少见。

几乎所有的先天性颅内动脉瘤都位于或接近动脉轴的分叉处。约 85%~95% 位于 Willis 环的前半部,即颈内动脉和它的分支或前交通动脉;其余是在后交通动脉或椎-基底动脉系统。而引起蛛网膜下隙出血的动脉瘤有 80% 是在颈动脉系统。因此,若要证实一切可能出血的原因,就必需施行全脑血管造影。

多发性动脉瘤约占 20%,其中 40% 发生在两侧及对称部位上,大脑中动脉是最常见的部位。

动脉瘤形成的病因,概括有以下几种:

(一)先天性因素(囊状动脉瘤)

脑动脉管壁的厚度为身体其他部位同管径动脉的 2/3,周围缺乏组织支持,但承受的血流量大,尤其在动脉分叉部。管壁中层缺少弹力纤维,平滑肌较少,由于血流动力学的原因,分叉部最容易受到冲击,这与分叉部动脉瘤最多,并向血流冲击方向囊状突出是一致的。管壁的中层有裂隙、胚胎血管的残留、先天性动脉发育异常或缺陷都是动脉瘤形成的重要因素。动脉瘤患者的 Willis 环变异多于正常人,两侧大脑前动脉近端发育不对称与前交通支动脉瘤的发生有肯定的关系,即动脉瘤由发育好的一侧前动脉供应,该侧不仅供血到动脉瘤,还供血到两侧前动脉。

(二)动脉硬化(梭形动脉瘤)

动脉壁发生粥样硬化使弹力纤维断裂及消失,加上高血压的作用,即可使动脉壁薄弱的部分逐渐外突形成动脉瘤,并常呈梭形膨出。

(三)感染

身体各部位的感染皆可以小栓子的形式经血液播散停留在脑动脉的周末支,少数栓子停留在动脉分叉部,引起动脉壁的局部炎症,从而破坏管壁形成动脉瘤。

(四)创伤

闭合性或开放性颅脑损伤、手术创伤,由于异物、骨折片等直接伤及动脉管壁,或牵拉血管造成管壁薄弱,形成动脉瘤。

(五)其他

还有一些少见的原因如肿瘤等也能引起动脉瘤。脑动静脉畸形、颅内血管发育异常及脑动脉闭塞等也可伴发动脉瘤。

该病的临床表现如下:

绝大多数的动脉瘤在未破裂出血前都无症状,少数病例可因压迫相邻的神经结构出现相应的神经症状。颅内动脉瘤的症状可分为三类:出血症状、局灶症状及缺血症状。

(一)颅内出血

颅内出血为最常见的表现,一部分患者在动脉瘤破裂前有用力、情绪激动、排便、咳嗽等明显诱因,还有一部分患者无明显诱因或发生于睡眠时。出血类型中最多的是单纯蛛网膜下隙出血。表现为突然头痛、呕吐、意识障碍、痫性发作、脑膜刺激征等。Willis动脉环后半的动脉瘤出血时,头痛位于枕部,还可有眩晕、复视、一过性黑矇、共济失调及脑干症状。创伤性动脉瘤多位于颈内动脉海绵窦段,由于该部颅底骨折引起,可表现为反复发作性鼻腔大出血,并可伴有失明和眼眶周围瘀血。其次为颅内血肿,出血严重时可发生脑疝。颅内血肿也可合并有蛛网膜下隙出血或脑室内出血。血肿形成时,除有定位症状外还会有颅内压增高,如不及时手术可能因脑疝而死亡。

多数患者出血后病情逐渐稳定,意识恢复清醒,脑膜刺激症状逐渐减轻或消失,应抓紧时间进行诊断和治疗。否则仍有1/3患者在不同时期动脉瘤可再次破裂出血。再出血发生在第一次出血后7d内的最多,但也有人认为在1~2周发生率最高,3周后减少。

(二)局灶体征

由动脉瘤压迫的部位不同而异。在动脉瘤破裂前所出现的症状为其直接压迫邻近结构的结果;动脉瘤破裂后,由于出血破坏或血肿压迫脑组织,以及血管痉挛引起脑缺血等情况均可出现相应的局灶症状。颈内-后交通动脉瘤中,常出现病侧动眼神经麻痹。颈内动脉的巨型动脉瘤(直径大于2.5cm者)可被误认为垂体腺瘤。大脑中动脉动脉瘤可引起对侧偏瘫,左侧者还可伴有失语。前交通动脉动脉瘤破裂一般无特殊定位症状。但若累及丘脑下部或边缘系统,可出现精神症状、高热、尿崩症等。基底动脉分叉部、小脑上动脉及大脑后动脉近端的动脉瘤位于脚间窝前方,常出现Ⅲ、Ⅵ脑神经麻痹及大脑脚、脑桥的压迫征,如韦伯(Weber)综合征、两眼同向凝视麻痹及交叉性瘫痪等。

基底动脉干及小脑前下动脉近端动脉瘤表现为脑桥不同水平的压迫症状,如米亚尔-居布勒(Millard-Cuber)综合征(一侧外展神经及面神经麻痹,对侧锥体束征)、福维尔(Foville)综合征,除米亚尔-居布勒(Millard-Cuber)综合征外,尚有同向侧视障碍、凝视麻痹、眼球震颤等。

(三)脑缺血及脑动脉痉挛

动脉痉挛为动脉瘤破裂出血后发生脑缺血的重要原因。蛛网膜下隙出血造成脑损害使脑皮质对缺血的耐受性减弱而产生缺血症状。此外,瘤囊内血栓脱落及蔓延也是造成缺血的原因。蛛网膜下隙出血、穿刺脑动脉、注射造影剂、手术器械接触动脉等均可诱发动脉痉挛。在临床观察中发现,动脉瘤破裂后 2~3d 内很少发生痉挛,4d 以后逐渐增加,至 7~8d 达到高峰,持续 2~3 周后消退。蛛网膜下隙出血后的脑血管痉挛主要在 Willis 动脉环及其周围。动脉瘤出血发生的动脉痉挛,以载瘤动脉近动脉瘤节段最为严重,离动脉瘤较远的部分痉挛轻微或不发生。

为了评价手术的危险性和患者的预后,Hunt 将患者的症状与体征分为五级,见下表。

表　颅内动脉瘤的临床分级

级别	评级标准
0级	未破裂的动脉瘤
Ⅰ级	无症状,或轻微头痛及轻度颈强直
Ⅱ级	中度至重度头痛,颈强直,除脑神经麻痹外,无其他神经功能缺失
Ⅲ级	嗜睡等轻度意识障碍或轻微局限性神经功能缺失
Ⅳ级	昏睡等中度意识障碍,中度至重度偏瘫,可能早期去脑强直及自主神经功能紊乱
Ⅴ级	深昏迷,去脑强直,濒死状态

若伴有严重的全身疾病如高血压、糖尿病、严重动脉硬化、慢性肺部疾病和血管造影显示严重血管痉挛者,级别要比该患者临床表现的标准提高一级。

一、诊断

(一)现代科学方法诊断

动脉瘤破裂前多无症状,诊断较为困难。对于自发性蛛网膜下隙出血,或反复大量鼻出血伴有一侧视力进行性减退的情况,或有某些局灶体征时,如一侧动眼神经麻痹,特别是发生在中年以上的患者,应高度怀疑颅内动脉瘤的可能,需进一步检查。

1.腰椎穿刺

这是诊断动脉瘤破裂后蛛网膜下隙出血的直接证据。出血急性期,颅内压力多增高,脑脊液呈血性,或镜检脑脊液内含大量新鲜的红细胞。腰穿目的为诊断蛛网膜下隙出血,在颅内压很高时腰穿有导致脑疝的危险,最好先行头颅 CT 扫描,必要时应谨慎进行。

2.头颅 CT 扫描

近年来 CT 技术的发展提高了对直径在 5mm 以上动脉瘤的检出率,血肿直径在 5mm 以上的动脉瘤经造影强化后即有可能被 CT 发现。CT 对确定出血的范围、肿瘤大小、脑梗死情况都很有用。血肿部位有助于出血动脉瘤的定位。CT 检查中密度不同的同心圆形图像"靶环征"是巨大动脉瘤的特征性表现。巨大动脉瘤周围水肿或软化呈低密度,瘤内的层状血栓呈高密度,瘤腔中心流动的血液密度又有差别,形成不同的同心环状图像,称为"靶环征",具有重要诊断意义。

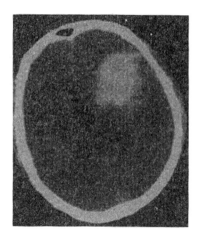

3.磁共振血管造影(MRA)

MRA 可以断层扫描、冠状扫描、矢状扫描,显示出动脉瘤与周围重要结构的细微关系,特别与脑干、丘脑、基底节、较大的脑动脉及脑神经的关系。MRA 不需注射任何造影剂而显示整个脑血管系统。这对于诊断脑动脉及静脉各种出血及缺血疾病,提供了很大方便。它没有常规脑血管造影的危险性。

4.经颅多普勒超声检查(TCD)

TCD 对术前颈总动脉、颈内动脉、颈外动脉及椎-基底动脉的供血情况,结扎这些动脉后或颈内、外动脉吻合后血流方向及血流量,可作出估计。

5.脑血管造影

脑血管造影是诊断动脉瘤最佳的方法,它能显示动脉瘤的部位、形态、大小、数目,供应血管及侧支循环等情况。对每一个蛛网膜下隙出血的患者都应做全脑血管造影。若有定位体征,可先做患侧的颈动脉造影,阴性者再做对侧。但最好做双侧,其理由是单侧颈动脉造影的阳性率只有 45%,而双侧造影却能提高到 67%。在做对侧造影时最好压住患侧颈总动脉,这样可以了解患侧是否接受对侧供血、动脉瘤及脑的侧支供应以及脑血管有无先天变异,这样对选择手术方式有重要参考意义。如果双侧造影均为阴性,可再做椎动脉造影。目前多采用经股动脉分别插管到左椎动脉、左颈总动脉和右颈总动脉行全脑血管造影。摄片时除常规摄取正侧位片外,还应摄取一张头向健侧偏斜 15°及汤氏位片各一张,以避开动脉瘤与血管影的重叠,将动脉瘤清楚的显示出来。第一次造影为阴性的患者,经过一段时间(1~2 周)再作第二次造影,又有 23%显示出动脉瘤。造成假阴性的原因有血管痉挛、动脉瘤内血栓形成、动脉瘤太小并与血管重叠以及技术上的因素等。数字减影脑血管造影(DSA)对诊断动脉瘤效果良好。

(二)中医诊断

(1)确定有无蛛网膜下隙出血。出血急性期,CT 确诊 SAH 阳性率极高,安全迅速可靠。出血一周后,CT 则不易诊断。腰椎穿刺可能诱发动脉瘤破裂出血,故一般不再作为确诊 SAH 的首选。

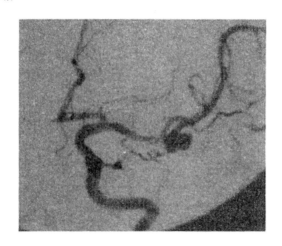

(2)因颅内动脉瘤多位于颅底部 Willis 动脉环,直径小于 1.0cm 的动脉瘤,CT 不易查出。直径大于 1.0cm,注射对比剂后,CT 扫描可检出。MRI 优于 CT,动脉瘤内可见流空。MRA 可提示不同部位动脉瘤,常用于颅内动脉瘤筛选。三维 CT(3D-CT)从不同角度了解动脉瘤与载瘤动脉的关系,为手术夹闭动脉瘤决策提供更多的资料。

(3)脑血管造影是确诊颅内动脉瘤必需的检查方法,对判明动脉瘤的准确位置、形态、内径、数目、血管痉挛和确定手术方案都十分重要。DSA 更为清晰,经股动脉插管全脑血管造影,可避免遗漏多发动脉瘤。病情在三级以下,脑血管造影应及早进行,三级和三级以上患者可待病情稳定后,再行造影检查。及早造影明确诊断,尽快手术夹闭动脉瘤,可以防止动脉瘤再次破裂出血。首次造影阴性,可能因脑血管痉挛而动脉瘤未显影,高度怀疑动脉瘤者,应在 3 个月后重复造影。

(三)民间经验诊断

动脉瘤破裂出血症状:中、小型动脉瘤未破裂出血,临床可无任何症状。动脉瘤一旦破裂出血,临床表现为严重的蛛网膜下隙出血,发病急剧,患者剧烈头痛,形容如"头痛欲裂"。频繁呕吐,大汗淋漓,体温可升高;颈强直,克氏征阳性。也可能出现意识障碍,甚至昏迷。部分患者出血前有劳累、情绪激动等诱因,也有的无明显诱因或在睡眠中发病。约 1/3 的患者,动脉瘤破裂后因未及时诊治而死亡。多数动脉瘤破口会被凝血封闭而出血停止,病情逐渐稳定。随着动脉瘤破口周围血块溶解,动脉瘤可能再次破溃出血。二次出血多发生在第一次出血后 2 周内。部分患者出血可经视神经鞘侵入玻璃体引起视力障碍。蛛网膜下隙出血后,红细胞破坏产生 5-羟色胺、儿茶酚胺等多种血管活性物质作用于脑血管,发生血管痉挛,发生率为 21%~62%,多发生在出血后的 3~15 天。局部血管痉挛只发生在动脉瘤附近,患者症状不明显,只在脑血管造影上显示。广泛脑血管痉挛,会导致脑梗死发生,患者意识障碍、偏瘫,甚至死亡。

局灶症:取决于动脉瘤的部位、毗邻解剖结构及动脉瘤大小。动眼神经麻痹常见于颈内动脉——后交通动脉瘤和大脑后动脉的动脉瘤,表现为单侧眼睑下垂、瞳孔散大、内收、上、下视不能,直接、间接光反应消失。有时局灶症状出现在蛛网膜下隙出血之前,被视为动脉瘤出血的前兆症状,如轻微偏头痛、眼眶痛,继之出现动眼神经麻痹,此时应警惕随之而来的蛛网膜下隙出血。大脑中动脉的动脉瘤出血如形成血肿；或其他部位动脉瘤出血后，脑血管痉挛致脑梗死，患者可出现偏瘫、运动性或感觉性失语。巨大动脉瘤影响到视路，患者可有视力视野障碍。动脉瘤出血后，病情轻重不一。为便于判断病情，可选择造影和手术时机，评价疗效。

二、治疗

(一)民间和经验治疗

验方：夏枯草30g，海藻30g，石见穿30g，野菊花30g，生牡蛎30g，昆布15g，赤芍15g，桃仁9g，白芷9g，生南星9g，蜈蚣9g，留行子12g，蜂房12g，全蝎6g，天龙片15片。每日1剂，煎2次分服。天龙片分3次随汤药分服。

偏方：老姜、雄黄各100g。先将老姜刷去泥沙(不洗)，除去叉枝，用小刀挖一小洞，掏空中心，四壁仅留0.5cm厚，填装入雄黄粉，以挖出的姜渣封口，置陈瓦上用木炭火焙烤7~8小时，至呈金黄色，脆而不焦为度，离火放冷，研细，过80目筛，剩余姜渣一并焙干后研细，拌入粉内，即得。

治法：外用。取安庆膏药以微火烘干，均匀地撒上雄姜散，可按瘤块、痛点、穴位三结合原则选定贴敷部位，隔日换药一次。

(二)中医和经典治疗

颅内动脉瘤应手术治疗。采取保守治疗约70%患者会死于动脉瘤再出血。显微手术使动脉瘤的手术死亡率已降至2%以下。

1.手术时机选择

病情一、二级患者，应尽早造影，争取在一周内手术。病情属三级及三级以上，提示出血严重，可能有脑血管痉挛和脑积水，此时手术危险性较大，待数日病情好转后再进行手术。

2.手术方法

开颅夹闭动脉瘤蒂是最理想的方法，应属首选。因它既不阻断载瘤动脉，又完全彻底消除动脉瘤。孤立术是在动脉瘤的两端夹闭载瘤动脉，在未能证明脑的侧支供应良好情况时应慎用。动脉瘤壁加固术疗效不肯定应尽量少用。临床不适宜手术，导管技术可达部位的动脉瘤，可选气囊、弹簧圈栓塞的介入治疗。术后应复查脑血管造影，证实动脉瘤是否消失。

3.待手术期治疗

动脉瘤破裂后，患者应绝对卧床休息，尽量减少不良的声、光刺激，最好将患者置ICU监护。经颅多普勒超声检查可监测脑血流变化，有利于观察病情进展。便秘者应给缓泻剂，维持正常血压，适当镇静治疗。合并脑血管痉挛时，早期可试用钙离子拮抗剂等护血管治疗。为预防动脉瘤破口处凝血块溶解再次出血，采用较大剂量的抗纤维蛋白的溶解剂，如氨基己酸，以抑制纤维蛋白溶解酶原的形成，但肾功能障碍者慎用，副作用有血栓形成可能。

(三)现代和前沿治疗

主要目的在于防止再出血和防治动脉痉挛等。

1.防止再出血

包括绝对卧床休息，镇静、镇痛，抗痫治疗，保持大便通畅，避免情绪激动。适度降低血压，可因减弱动脉瘤瘤壁所承受的压力而减少破裂的机会，通常只降低其原血压水平的10%~20%。同时应用抗纤维蛋白溶解药物。常用6-氨基己酸，24g/d，分次口服，持续用药到手术时停止,如不行手术,需维持4~6周。此外,还可选用止血环酸、对羧基苄胺等。

2.预防和治疗脑动脉痉挛

多用于动脉瘤瘤颈夹闭术后患者,这样并无因痉挛解除后又惹起再出血的危险。有人认为,在蛛网膜下隙内血管周围的血凝块,经过3~4d后,是引起血管痉挛的主要原因,因此主张早期手术。手术目的不仅是夹闭瘤颈,杜绝再出血的可能,还可清除环绕在其邻近蛛网膜下隙内的血凝块,起到防止痉挛的作用。目前常用尼莫地平、尼卡地平等钙离子拮抗剂治疗,通过阻断钙通道,避免过多的钙进入细胞内导致脑血管平滑肌收缩。其中尼莫地平对脑血管有较强的选择性,主要扩张小的脑血管,临床应用效果较好,可用于手术前后以预防和治疗脑动脉痉挛。其次对于动脉瘤术后患者发生血管痉挛时,可采用升高其血压及增加血容量治疗。可用多巴胺或多巴酚丁胺升高血压,维持在20~21.3kPa(150~160mmHg);增加血容量可用液体、白蛋白及人血浆,每日静脉滴注及口服3000~6000ml,7~10d,同时尚可用甘露醇降低颅内压,从而使血管痉挛明显缓解。治疗期间要注意监测中心静脉压。此外,还可用血管内扩张剂治疗脑动脉痉挛。

3.手术治疗

动脉瘤手术治疗目的是为防止动脉瘤发生出血或再出血。到目前为止,动脉瘤栓塞及开颅手术夹闭动脉瘤,是治疗脑动脉瘤最有效的手段。

(1)手术时机选择

动脉瘤手术时间分为紧急手术、早期手术和延期手术三种。紧急手术是指入院后立即手术,适应于并发血肿出现脑疝的患者或急性脑积水的患者,目的是清除血肿或脑室引流为主。早期手术是指出血后<3d手术,不仅可夹闭瘤颈避免再出血,还可清除蛛网膜下隙出血,以防止术后发生血管痉挛。延期手术适用于病情较重,并有较明显的全身性症状和血管痉挛的患者,这种患者多有意识障碍,一般延期2周以上,待神志清醒后手术。一般说来,按亨特(Hunt)分类,Ⅰ~Ⅱ级患者主张早期手术;Ⅲ~Ⅳ期患者,多伴有明显的脑血管痉挛和脑水肿,因此可延期待病情好转后再考虑手术;Ⅴ期患者除非危及生命的血肿需要紧急手术,否则,无论手术与否效果都差。

(2)手术方法

直接手术治疗:

指开颅直接处理动脉瘤,有下列方法:

①动脉瘤颈夹闭或结扎术 这是治疗颅内动脉瘤最理想的方法,既阻断了动脉瘤的血液供应,避免发生再出血,同时又保持载瘤动脉的通畅,术后不会引起脑功能障碍。开颅后将动脉瘤颈暴露,安置动脉瘤夹或用丝线结扎瘤颈,但上夹更简便。目前,显微手术明显提高了动脉瘤的治愈率,颅内动脉瘤直接手术的死亡率也降至1%~5.4%。

②动脉瘤孤立术 是将载瘤动脉在紧接动脉瘤的两端夹闭,阻断血流进入动脉瘤而不再出血,此法适用于瘤颈无法夹闭而侧支循环良好的患者,目前这种手术日趋少用。

③动脉瘤包裹加固术 无瘤颈而又不能作孤立的动脉瘤,则行瘤壁加固术,以减少破裂机会。用以加固的材料有筋膜、细纱布和塑料等,包裹在动脉瘤周围,起到保护的作用。

④开颅动脉瘤栓塞法 这种手术方法是向瘤腔内放入异物,使瘤内血栓形成,达到栓塞的目

的。常用的有铜丝导入、磁凝固法、射毛术等。

⑤经血管内栓塞动脉瘤利用超选择性插管——可脱性球囊来闭塞动脉瘤,或由导管内注入栓塞材料进行栓塞。

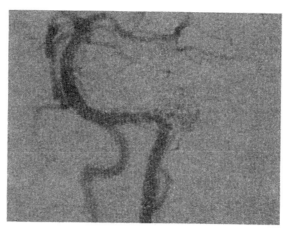

间接手术治疗:是将颈部的颈总动脉或颈内动脉分期结扎或逐步阻断,使其远端血压下降,从而减少瘤壁所承受的压力和进入瘤腔血液的流速,使瘤腔缩小或发生血栓形成,继之机化或闭塞。仅用于床突下的动脉瘤。但在结扎颈动脉之前,应给予一定时间,进行颅内侧支循环建立的训练,或称 Matas 试验,即压迫患侧颈动脉,每日 2~3 次,先从 5min 开始,逐次增加压迫时间,直到患者能耐受 20min 或半小时的持续性压迫,而不产生脑缺血症状,即可进行颈动脉结扎。

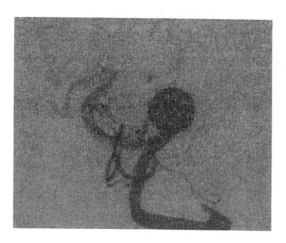

三、康复

要从以下几个方面做起:

1.生活要有规律

老人可以适当做一些力所能及的劳动,但不可过于劳累。

2.血压要控制

高血压是终身疾病,要终身服药。不能三天打鱼,两天晒网。这样血压反复反弹,极易导致血管破裂发生脑溢血。

3.保持良好的心态

保持乐观情绪,避免过于激动。做到心境平静,减少烦恼。悲喜勿过,淡泊名利,知足常乐。

4.注意饮食

饮食要注意低脂、低盐、低糖,少吃动物的脑、内脏,多吃蔬菜、水果、豆制品,配适量瘦肉鱼蛋品。

5.预防便秘

大便燥结,排便用力,不但腹压升高,血压和颅内压也同时上升,极易使脆弱的小血管破裂而引发脑出血。要预防便秘,多吃一些富含纤维的食物,如芹菜、韭菜及水果等;适当的运动及早晨起床前腹部自我保健按摩,或用适宜的药物如麻仁丸、蜂蜜口服,开塞露、甘油外用,可有效防治便秘。

6.防止劳累

体力劳动和脑力劳动不要过于劳累,超负荷工作可诱发脑出血。

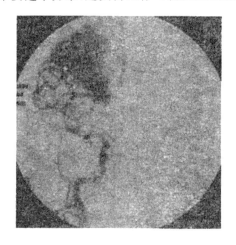

7.注意天气

变化寒天是脑中风的好发季节,血管收缩,血压容易上升,因此要注意保暖,使身体适应气候变化。还要根据自己的健康状况,进行一些适宜的体育锻炼,如散步、做广播体操等以促进血液循环。

8.经常动左手

日常生活中多用左上肢及左下肢,尤其多用左手,可减轻大脑左半球的负担,又能锻炼大脑的右半球,以加强大脑右半球的协调机能。医学研究表明,脑出血最容易发生在血管比较脆弱的右脑半球,所以防范脑出血发生最好的办法是在早晚时分用左手转动两个健身球帮助右脑半球的发达。

9.密切注意自己身体变化

中风会有一些先兆症状,如无诱因的剧烈头痛、头晕、晕厥,有的突感肢体麻木乏力或一时性失视、语言交流困难等,应及时就医检查治疗。

第四节 脑血管畸形

脑动静脉畸形（AVM）为脑血管畸形中最多见的一种，因在脑内的畸形血管团两端有明显的供血输入动脉和回流血液的输出静脉，故称为脑动静脉畸形。多见于男性，男女比例为 1.3～2.1∶1。患者年龄约 80% 在 11～40 岁间，最多见于 20～30 岁青年（平均 26 岁）。AVM 较颅内动脉瘤少见，Locksley 报告两者之比为 1∶6.5，但国内统计两者之比没有这样悬殊。它占自发性蛛网膜下隙出血患者的 10% 左右。颅内 AVM 80%～93% 位于小脑幕上，7%～20% 位于幕下。两侧大脑半球的发生率无明显差别。病变多发生于大脑中动脉供应区，其次为大脑前动脉供应区。最多见于顶叶，其次为额叶、颞叶及枕叶，亦见于胼胝体、基底节等部位。有 2.7%～9.3% 的患者合并有动脉瘤，多发生于供应动脉上。

脑动静脉畸形是一种先天性疾患，由一团动脉、静脉及动脉化的静脉（动静脉瘘）样血管组成，动脉直接与静脉交通，其间无毛细血管。在胚胎早期，原始脑血管网开始分化为动脉、静脉及毛细血管。以后由于局部毛细血管发育异常，动脉和静脉仍然以直接沟通的形式遗留下来。由于无正常毛细血管的阻力，血液直接由动脉流入静脉，使静脉因压力增大而扩张，动脉因供血多，也逐渐增粗，加上侧支血管形成及扩大，形成迂曲、缠结、粗细不等的畸形血管团，血管壁薄弱处扩大成囊状。当供血动脉压力降低时，大量本应供应正常脑区的血转向 AVM 中灌注，使正常脑区产生缺血，称为"盗血现象"，供血动脉中压力愈低盗血现象愈严重。脑组织因缺血而萎缩，或因陈旧性出血而黄变。由于胚胎脑血管首先在软膜发育，故 AVM 常位于浅表皮质。典型病变呈楔形，基底在皮质，尖端指向脑室壁。畸形血管团一般为 5～6cm 直径，小者仅 1～2cm，大者可占据大脑半球的 1/3～1/2 左右。

一、临床表现

AVM 的三个主要症状是出血、癫痫和头痛，可以单独存在，也可合并发生。

1. 出血

畸形血管破裂出血为最常见的症状。见于 64%～88% 的患者，并且多为首发症状。多数在 30 岁以下，可因体力活动、用力、情绪激动而诱发出血，亦可无特殊诱因。因是扩张的静脉出血，所以不像动脉瘤出血那样剧烈。除表现为蛛网膜下隙出血外，约有 40% 形成脑内血肿。出血时患者突然头痛，常伴有呕吐、意识障碍和脑膜刺激征；血肿压迫可出现不同程度的偏瘫、失语、偏盲等症状，严重时可出现脑疝而死亡。在 Perret 收集的 545 例 AVM 患者中，出血的高峰年龄为 15～20 岁。有出血史的患者，半数以上（54%）其出血发生于 30 岁以前；72% 发生于 40 岁以前。初次出血的死亡率为 10%，约 23% 有再次出血，再出血的死亡率为 12%。再出血的时间间隔为数日至 20 年。总的说来，AVM 出血较动脉瘤少，高峰年龄较动脉瘤早，出血的程度轻（出血后死亡率只及动脉瘤的 1/3），早期再出血的发生率低，再出血的间隔时间长且无规律。AVM 出血的另一特点是出血后发生血管痉挛者较动脉瘤少，因 AVM 多位于脑血管的周围部分，而动脉瘤多在 Willis 动脉环附近。

2.癫痫

可在颅内出血时发生,也可单独发生。约占全部患者的15%~47%。癫痫的发生率与AVM的大小和位置有关。一般说来,AVM愈大者发生率愈高,顶叶AVM患者的癫痫发生率最高。可为局灶性癫痫,亦可为全身性癫痫。原因为邻近脑组织缺血、缺氧,发生营养代谢障碍及病变刺激所引起。在青年人,如癫痫和蛛网膜下隙出血先后出现,应想到本病。

3.头痛

15%~24%的患者在出血前即有持续性或反复发作性头痛。一般表现为病灶侧阵发性的偏头痛。

4.进行性神经功能障碍

常为AVM出血压迫,以及"盗血"现象,使局部脑组织缺血和继发性脑萎缩,引起对侧肢体进行性加重的偏瘫、失语、偏身感觉障碍和偏盲等。

5.其他症状

病变大,累及脑组织范围广泛者,可致智力减退及精神症状。有的AVM累及眶内或海绵窦,可有眼球突出及颅内吹风样血管杂音,压迫同侧颈动脉,杂音可减弱或消失。浅在的病变在邻近病变部亦可听到。少数病变大的患者,可产生心脏扩大,小儿可出现心力衰竭。

二、诊断

(一)现代科学方法诊断

突然自发性颅内出血,癫痫发作特别是局限性发作,或有进行性轻偏瘫而无颅内压增高,年龄在40岁以下,应首先考虑本病。但确定本病的诊断,还必需依靠脑血管造影和头颅磁共振扫描(MRA及MRI)。头颅CT扫描也有帮助。

1.脑血管造影

是诊断AVM最重要的方法,可显示畸形血管及其供血动脉和引流静脉,对AVM的治疗有决定性作用。常在动脉期静脉即显影。最好做连续血管造影,以便显示出终末供应动脉和瘘道,观察其动态变化。小部分血管畸形不能显示。最好行数字减影血管造影(DSA)及放大血管造影,对小的供应动脉显示更清楚,有助于精确的分析。立体血管造影可增加对病变深度的理解,有助于设计手术方案。

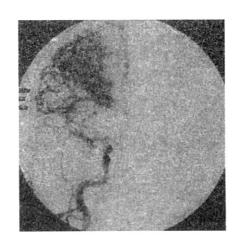

AVM 常由多条动脉供血,故位于中线部位的 AVM,病变大的或深在的需做双侧血管造影,位于大脑半球后部、脑深部以及小脑幕附近的 AVM 应加做椎动脉造影。后颅窝 AVM 除椎动脉造影外有的还需加做颈动脉造影。

2. 头颅 CT 扫描

在诊断 AVM 方面,头颅 CT 不能代替脑血管造影,但可提供脑血管造影不能发现的重要资料。如脑萎缩、血肿、脑梗死、脑室内出血、蛛网膜下隙出血和脑积水等。静脉注射造影剂强化扫描约有 80% 的患者可以看到 AVM。表现为团状聚集或边缘不整齐密度不均的蜿蜒状及斑点状高密度影,其间则为正常脑密度或小囊状低密度灶,甚至可显示出粗大曲张的引流静脉。

3. 头颅磁共振影像(MRI)及磁共振血管造影(MRA)

对 AVM 的供血动脉、病灶(血管团)、引流静脉、出血、占位效应、病灶与功能区的关系均能作出判断。主要诊断依据是蜂窝状或葡萄状血管流空低信号影(快速血流)。MRA 对蛛网膜下隙出血为筛选需行脑血管造影的患者提供了方便。

4. 其他辅助检查

动静脉畸形时,经颅多普勒超声检查,供血动脉的血流速度加快。头颅 X 线平片有时能发现病变部位钙化斑、颅骨血管沟增宽变深等。脑电图检查异常发生在病变同侧者占 70%~80%。如对侧血流紊乱而缺血时,也可表现异常。

(二)中医诊断

颅内动静脉畸形另一常见症状即癫痫发作。癫痫可作为首发症状,也可发生在出血后或发生在出血时。成人中约 21%~67% 以抽搐为首发症状,一半以上发生在 30 岁前,多见于额、颞部 AVM。体积大的脑皮层 AVM 较小而深在的 AVM 容易引起癫痫。额部 AVM 多发生癫痫大发作,顶部以局限性发作为主。AVM 发生癫痫与脑缺血、病变周围神经细胞变性,以及出血后的含铁血黄素刺激大脑皮层有关。有人统计约 1/5 出过血的 AVM 会发生癫痫。癫痫发作并不意味出血的危险性增加。早期可服药控制发作,但最终药物疗效不佳。由于长期顽固性癫痫发作,加上脑组织缺氧不断加重,致使患者智力减退。头痛是 AVM 的另一常见症状,约一半 AVM 患者有头痛史。头痛可为单侧局部,也可呈全头痛,间断性或持续性。头痛可能与供血动脉、引流静脉以及静脉窦压力改变影响痛觉纤维有关;AVM 小量出血、脑积水和颅内压增高也是造成头痛的常见原因。

未破裂出血的 AVM 患者中,还可表现有进行性神经功能障碍。前已述及脑内出血可致急性神经功能缺损。由于 AVM 盗血作用或合并脑积水,患者可出现运动、感觉、视野以及语言功能障碍。大型 AVM 患者有时可听到与脉搏一致的血管杂音,累及眶部的 AVM 还可表现眼球突出。

(三)民间经验诊断

患者有自发性蛛网膜下隙出血或脑内出血史,平时有头痛、癫痫发作和一侧肢体无力时,更应怀疑本病,常为突然发病,并有诱因。

二、治疗

(一)民间和经验治疗

(1)保持镇静并立即将患者平卧。千万不要急于将患者送往医院,以免路途震荡,可将其头偏向一侧,以防痰液、呕吐物吸入气管。

(2)迅速松解患者衣领和腰带,保持室内空气流通,天冷时注意保暖,天热时注意降温。

(3)如果患者昏迷并发出强烈鼾声,表示其舌根已经下坠,可用手帕或纱布包住患者舌头,轻轻向外拉出。

(4)可用冷毛巾覆盖患者头部,因血管在遇冷时收缩,可减少出血量。

(5)患者大小便失禁时,应就地处理,不可随意移动患者身体,以防脑出血加重。

(6)在患者病情稳定送往医院途中,车辆应尽量平稳行驶,以减少颠簸震动;同时将患者头部稍稍抬高,与地面保持20°角,并随时注意病情变化。

(二)中医和经典治疗

1.手术方法

显微镜下开颅直接切除动静脉血管的手术方法,即开颅直达手术。术中切断畸形血管的供血动脉剥离畸形血管团,最后切断引流静脉。

2.手术适应证

患者有下述情况之一,而造影检查确定畸形血管可以切除者:

(1)自发性蛛网膜下隙出血史。

(2)癫痫频发,药物治疗效果不佳者。

(3)有进行性神经系统定位性损害症状或智力减退者(盗血综合征)。

(4)合并颅内血肿或颅内高压者。

3.手术禁忌证

(1)脑深部、内囊、基底节、脑干等处的动静脉畸形。

(2)广泛性或多发性动静脉畸形。

(3)偶然发现,无症状者。

(4)60岁以上老年人,伴有心、肾、呼吸系统严重疾病者。

4.脑动静脉

畸形的主要治则是防止出血、清除血肿、改善盗血和控制癫痫,治疗方法包括:

(1)畸形血管切除术;

(2)血管内栓塞治疗;

(3)γ刀放射治疗。

5.临床表现

主要为脑局部缺血及反复出血。具体如下:

(1)出血:常无明确发病诱因,患者常以畸形血管破裂出血,形成脑内血肿或蛛网膜下隙出血为首发症状,占52%~70%,往往发病突然,与患者的体力活动及情绪波动有关。

(2)缺血:见于巨型病变,多因长期大盗血而引起全脑性萎缩导致智力障碍,有时表现为进行性轻度偏瘫等脑功能障碍。

(3)癫痫:是浅表的AVM仅次于出血的主要临床表现,其发生率为28%~64%,与AVM的部位和大小有关。

(4)头痛:约60%的患者平时有血管性头痛,可能由于血管扩张所引起。

(三)现代和前沿治疗

1.非手术治疗

对年老体弱,全身情况较差;仅有癫痫症状,以及病变的部位和大小不适于手术治疗者,应首先行非手术治疗,包括治疗急性出血引起的脑损害,控制癫痫发作,放射治疗和对症治疗等。

立体定向放射治疗是近20年来在立体定向手术基础发展起来的一种新的治疗方法。它是利用射线束代替立体定向探针,通过定向引导放射治疗脑动静脉畸形,使其皱缩、破坏、血栓形成而达到治疗目的。这种方法不用开颅,故又称非侵入性治疗方法。对小于2cm的AVM疗效很好,特别适用于小而深的AVM。包括伽玛刀和带直线加速器的立体定向放射治疗。

2.手术治疗

近年来,由于显微手术的开展、器械的改进,以及栓塞技术问世,目前许多神经外科专家倾向于积极手术治疗。手术目的是阻断供血动脉及切除畸形血管团,防止出血;治疗癫痫;消除头痛;解决盗血,恢复神经功能。

(1)脑动静脉畸形切除术

畸形血管切除术是当前治疗AVM最可靠的方法。除了少数巨大的AVM,手术危险性很大以外,其余AVM全切术的死亡率小于5%,而且大部分术后症状能够改善。主要适应于AVM有大量出血,伴有血肿或者多次小量出血,神经功能缺乏或智力障碍进行性加重,癫痫发作用药物无法控制,以及顽固头痛不能缓解者。

有出血形成脑内血肿者,一般宜先行保守治疗,待一二周后病情稳定好转再行手术。血肿较大病情较严重,应及时手术清除血肿,可能时连同AVM一并切除;如不能切除应择期手术。

术中应先处理供血动脉,靠近AVM分离,尽量少损伤正常脑组织,最后处理引流静脉。如过早切断引流静脉,将会发生难以控制的出血。此外,术中需将畸形血管完全切除,否则有再出血的危险。

对于高血流量的巨大动静脉畸形,有明显"盗血"症状者,手术切除后易发生"正常灌注压突破综合征"。这是由于切除AVM后,高流量的短路分流由低灌注压迅速恢复到正常灌注压,但这些动脉分支因长期处于低灌注压而丧失其自动调节功能,不能随灌注压升高而自动收缩。这些无收缩能力的动脉将压力直接传达到毛细血管,引起急性血管源性脑水肿和出血。这一理论可解释某些术后数小时或数天内发生的颅内血肿和脑水肿。对这类患者,可采用分期手术。

(2)经血管内栓塞治疗脑动静脉畸形

主要适应于巨大AVM(>6cm)、功能区或深部AVM、小脑AVM、高流量AVM以及AVM开颅手术前栓塞治疗等。

(3)供血动脉结扎术

适用于只有1～2条供血动脉而又不能切除的AVM,也可作为全切除术的第一期手术。近年来,用可脱性球囊技术栓塞AVM的供血动脉,以治疗难以切除的AVM,亦可先用球囊栓塞供血动脉,然后将AVM切除以减少术中出血。但手术需在栓塞后24h内进行,因为侧支循环可很快形成。

此外,对于供血动脉少的AVM,还可采用立体定向手术,将供血动脉电凝和夹闭。

三、康复

(1)患者需要一个安静、舒适的环境,特别是发病2周内,应尽量减少探望,保持平和、稳定的情绪,避免各种不良情绪影响。

(2)绝对卧床休息2周,头部可轻轻向左右转动,应避免过度搬动或抬高头部,四肢可在床上进行小幅度翻动,每2小时一次,不必过分紧张。大小便须在床上进行,不可自行下床解便,以防再次出血的意外发生。

(3)有些患者会出现烦躁不安、躁动的症状,必要时可采取约束带、床挡等保护措施,这样可防止病员自行拔除输液管或胃管、坠床等不必要的意外。床挡需时时加护,特别是有气垫床的患者,严防坠床。

(4)病程中还会出现不同程度的头痛,例如头部胀痛、针刺样痛、剧烈疼痛等,这是最常见的症状。我们会予以合理的治疗。随着病情的好转,头痛会逐渐消失,因此您不必过度紧张,要学会分散注意力。如在治疗过程中,仍觉得痛得很厉害,不能耐受,请及时通知我们,以便医生能采取更有效的治疗方法。

(5)老年患者,心脑血管老化、脆性程度高,季节变化易诱发疾病。长期卧床易肺部感染,痰多不易咳出,药物祛痰,加强翻身、拍背,使痰液松动咳出,减轻肺部感染。无力咳痰者,采取吸痰措施,望能配合。

(6)长期卧床,皮肤受压超过2小时,易发生褥疮,应加强翻身。按摩受压处,保持皮肤清洁干燥。肢体放置功能位,防畸形。

(7)饮食:要营养丰富、低脂、清淡饮食,如鸡蛋、豆制品等。进食困难者,可头偏向一侧,喂食速度宜慢,避免交谈,防呛咳、窒息。

(8)保持大便通畅,可食用香蕉、蜂蜜,多进水,加强适度翻身,按摩腹部,减少便秘发生。患者数天未解便或排便不畅,可使用缓泻剂,诱导排便。禁忌用力屏气排便,防再次脑出血。

(9)恢复期据医嘱摇高床头10°～15°,后按耐受及适应程度逐渐摇高床头至半卧位,每天30分钟、1～2小时不等。

(10)高血压是本病常见诱因。服用降压药物要按时定量,不随意增减药量,防血压骤升骤降,加重病情。

(11)出院后定期门诊随访,监测血压、血脂等,适当体育活动,如散步、太极拳等。

第六章 缺血性脑血管病

第一节 缺血性脑血管病概论

一、缺血性脑中风的诊断

(一)现代科学方法诊断：

1. 1986年中华医学会第二次全国脑血管病学术会议第三次修订：

(1)为短暂的、可逆的、局部的脑血液循环障碍,可反复发作,少者1～2次,多至数十次,多与动脉粥样硬化有关,也可以是脑梗死的前驱发作。

(2)可表现为颈内动脉系统和/或椎-基底动脉系统的症状和体征。

(3)每次发作持续时间通常在数分钟至1h左右,症状和体征应该在24h内完全消失。

2. 美国关于一过性脑缺血发作(TIA)的诊断标准(美国卒中对策协作委员会(JCSF)1975年)

各种原因引起发作性短暂的脑血流减低,出现一过性(24h内)消失的脑缺血局部症状,称一过性脑缺血发作。

(二)短暂性脑缺血发作诊断标准

1. 颈内动脉系统症状

①运动障碍(单肢或同侧上下肢)。②感觉障碍(单肢或同侧上下肢)。③失语(自轻度至高度不等,也可伴读书及写字障碍)。④一过性单眼失明。⑤同向偏盲。⑥上述五项的组合。

2. 椎-基底动脉系统症状

①运动障碍(单肢,同侧上下肢,对侧肢,四肢。有时在几次发作中,可由一侧转至另一侧)。②感觉障碍(单肢、同侧上下肢、对侧肢、四肢感觉麻木或感觉消失。有时在几次发作中,可由一侧转至另一侧)。③同向偏盲。④1/4偏盲。⑤不伴眩晕的共济失调,平衡障碍。⑥上述1~4并有眩晕、复视、吞咽困难、构音障碍。

3. 需注意的症状

不能单独成立诊断:①单独眩晕。②单独构音障碍。③单独吞咽困难。④单独复视。⑤意识障碍或眩晕发作。⑥强直-阵挛性痉挛。⑦进行扩展性的运动、感觉障碍。⑧大小便失禁。⑨意识障碍伴视力障碍。⑩伴有局灶症状的偏头痛。⑪闪光暗点。⑫单独精神错乱。⑬单独健忘。⑭单独头晕感,伴或不伴恶心呕吐等其他症状。⑮单独雾视。

4. 其他

①椎-基底动脉一过性脑缺血发作,有时可表现为一侧性运动、感觉或视力障碍,因此不能仅凭一侧性局灶症状否定椎-基底动脉病变而肯定为颈内动脉病变。②本病约1/4有头痛症状,一般颈内动脉在额部,椎-基底动脉在顶一枕部较多。③倾倒发作是椎-基底动脉病变的主

要症状之一,但须与多见于中年妇女的隐源性猝倒发作区别。④锁骨下动脉盗血综合征可引起同侧椎动脉血流逆行,出现脑干一过性缺血发作。

(二)中医诊断

1.脑血管病先兆证诊断标准

1993年中国中医药学会内科学会脑病专业委员会第六次学术会议上国家中医药管理局脑病急症协作组第二次会议通过的关于脑血管病先兆证诊断标准。①主症:a.阵发性眩晕;b.发作性偏身麻木;c.短暂性言语謇涩;d.一过性偏身软瘫;e.晕厥发作;f.瞬时性视歧昏瞀。②兼症:a.头胀痛;b.手指麻;c.健忘;d.筋惕肉瞤;e.神情呆滞;f.倦怠嗜卧;g.步履不正。③理化辅助检查:a.血压;b.血糖;尿糖;c.血脂;d.血液流变学;e.心电图;f.眼底。中年以上患者,具有两项主症以上,结合次症、实验室检查即可诊断。必要时可做CT、MRI等检查,以确定诊断。

2.分证诊断

(1)肝阳上亢

主证:平素头晕耳鸣,视物昏花,腰膝酸软,失眠多梦,五心烦热,口干咽燥,突然眩晕或发作性偏身麻木或一过性偏身瘫软,短暂性言语謇涩,舌红少苔,脉弦数或弦细数。

证候分析:肝阳上亢,上冒巅顶则头晕耳鸣,视物昏花;肝肾阴虚则腰膝酸软,五心烦热,口干咽燥;虚火上扰心神则失眠多梦,肝阳上亢,阳化风动,风阳煎灼津液为痰,风痰阻于经脉则出现发作性偏身麻木或一过性偏身瘫软,风痰阻于舌部络脉则出现短暂性言语謇涩;舌红少苔,脉弦数或弦细数均为肝肾阴虚肝阳上亢的征象。

(2)痰湿内阻

主证:平素头重如裹,胸闷,恶心,食少多寐,突然出现阵发性眩晕,发作性偏身麻木无力,舌苔白腻,脉象濡缓。

证候分析:脾失健运,痰湿上逆,蒙蔽清窍则眩晕头重如裹;痰湿阻络则偏身麻木无力,痰浊中阻,浊气不降;胸阳不展则胸闷、恶心;痰湿内盛,脾阳不振则食少、多寐。舌苔白腻,脉象濡缓,均为痰湿内阻之征象。

(3)气虚血瘀

主证:平素头晕,面色㿠白,气短懒言,身倦嗜卧,突然出现短暂性言语謇涩,一过性偏身麻木无力,舌质紫黯或暗淡,舌苔白或白腻,脉细涩或迟涩无力。

证候分析:气为血帅,气虚不能运血,气血瘀滞,脉络瘀阻则出现一过性偏身麻木无力;气虚血滞、舌本失养故出现短暂性言语謇涩,气虚不能运血,气不能行,血不能荣则面色㿠白;气短懒言,身倦嗜卧均为气虚之证,舌质紫黯或暗淡,苔白或白腻,脉细涩或迟涩无力均为气虚血瘀之征象。

(4)肾精不足

主证:平素精神萎靡,腰膝酸软或遗精滑泄,突然出现阵发性眩晕或短暂性语言謇涩,伴耳鸣、发落、齿摇,舌嫩红,少苔或无苔,脉细弱。

证候分析:肾精不足,不能上充于脑,脑失所养则眩晕、耳鸣、精神萎靡;肾虚腰失所养则腰膝酸软;肾虚精关不固则遗精滑泄;肾其华在发,肾精亏虚则发易脱落;肾精不足,舌本失养则语言謇涩;舌嫩红,少苔或无苔,脉细弱均为肾精不足之征象。

(三)民间经验诊断

三招可判断是否中风:一是对着镜子微笑一下,看两边的嘴角是否不对称。二是平举双手,看10秒钟之内是否有一边手臂控制不住往下坠落。三是说一句比较复杂的话,看是否不能说,或者含混不清。这三个问题中,只要有一个是肯定答案,很有可能就是发生了脑卒中。

(四)鉴别诊断

脑卒中的常见症状及特点:①症状突然发生;②一侧肢体无力、沉重或麻木,伴或不伴面部无力、沉重或麻木;③一侧面部麻木或口角歪斜;④说话不清或理解语言困难;⑤双眼向一侧凝视;⑥一侧或双眼视力丧失或模糊;⑦视物旋转或平衡障碍;⑧既往少见的严重头痛、呕吐;⑨上述症状伴意识障碍或抽搐。

二、治疗

(一)现代经典治疗

1.急救

(1)现场急救:需要提醒的是,发现家人中风后,不要喂给任何药物,因为普通人很难辨别发病原因,服药不当反而加重病情。另一方面,服药时需要饮水,容易造成误吸和呛咳,造成肺部感染,而肺部感染是导致脑卒中患者死亡的第一大原因。

(2)运输途中急救:时间就是生命。脑卒中发病后能否及时送到医院进行救治,是能否达到最好救治效果的关键。缺血性脑卒中成功救治的时间窗非常短暂(3~6h)。

(3)急救一般治疗

第一步,卧床休息,保持呼吸道通畅,对症镇静、镇痛等。

第二步,改善脑循环,常用药物有:

①溶栓治疗:尿激酶、rtPA等。

②抗凝治疗:肝素、低分子肝素等。

③降纤治疗:巴曲酶。

④抗血小板治疗:阿司匹林、氯吡格雷、噻氯匹啶、潘生丁等。

⑤扩容治疗:低分子右旋糖酐。

第三步,调控血压,使用各种降压药物。

第四步,保护脑组织,降低颅内压、抗脑水肿、神经保护剂治疗,如胞二磷胆碱、银杏叶制剂等。

常规标准化治疗:详见具体章节。

(二)中医经典治疗

1.中药治疗

①肝阳上亢

治则:平肝潜阳、熄风通络。

方药:天麻钩藤饮——天麻、钩藤、石决明、牛膝、益母草、黄芩、山栀、杜仲、桑寄生、夜交藤、茯神;肝火偏盛加龙胆草、丹皮;腑热便秘者加大黄、芒硝;肝阳亢极化风加羚羊角、牡蛎、代赭石;肝阳亢而偏阴虚者,加牡蛎、龟板、首乌、鳖甲等。

②痰湿内阻

治则:燥湿祛痰、健脾和胃。

方药:半夏白术天麻汤——半夏、白术、天麻、茯苓、甘草、生姜、大枣;眩晕较甚、呕吐频作者加代赭石、旋覆花、胆星;语言謇涩者加菖蒲、郁金;胸闷食少甚者加白蔻仁、砂仁;痰郁化火者可合用黄连温胆汤。

③气虚血瘀

治则:益气活血化瘀。

方药:补阳还五汤——生黄芪、当归尾、川芎、赤芍、桃仁、红花、地龙;言语謇涩较重者,加菖蒲、远志;兼便溏者加炒白术、山药;一过性偏身麻木无力甚者加天麻、全蝎。

④肾精不足

治则:补益肾精。

方药:河车大造丸——党参、茯苓、熟地黄、天冬、麦冬、紫河车、龟板、杜仲、牛膝、黄柏;发作时眩晕甚者加龙骨、牡蛎、鳖甲、磁石、珍珠母;语言謇涩较甚者加菖蒲、郁金、远志;遗精频频者加芡实、桑螵蛸、沙苑、覆盆子。

2.针灸治疗

有效经穴:

督脉:

百会

百会——定位此穴道时要让患者采用正坐的姿势,百会穴位于人体的头部,头顶正中心,可以通过两耳角直上连线中点,来简易取此穴(或以两眉头中间向上一横指起,直到后发际正中点)。

穴位作用:穴居巅顶,联系脑部;百会穴位居巅顶部,其深处即为脑之所在;且百会为督脉经穴,督脉又归属于脑。此外,根据"气街"理论,"头气有街","气在头者,止之于脑"(《灵枢·卫气》),即经气到头部的(手、足三阳)都联系于脑。根据"四海"理论,"脑为髓海"。杨上善注说"胃流津液渗入骨空,变而为髓,头中最多,故为海也。是肾所生,其气上输脑盖百会穴,下输风府也"。可见,百会穴与脑密切联系,是调节大脑功能的要穴。百脉之会,贯达全身。头为诸阳之会,百脉之宗,而百会穴则为各经脉气会聚之处。穴性属阳,又于阳中寓阴,故能通达阴阳脉络,连贯周身经穴,对于调节机体的阴阳平衡起着重要的作用。

人中

人中——该穴位于人体的面部,人中沟的上1/3与中1/3交点处。

穴位作用:人,指本穴位在头面天地人三部中的人部。中,指本穴位处在头面前正中线。人中名意指本穴位于鼻唇沟的中部,无它意。人中穴是一个重要的急救穴位。当人中风、中暑、中毒、过敏以及手术麻醉过程中出现昏迷、呼吸停止、血压下降、休克时,医者用食、中两指端置于拇指面,以增强拇指的指力,用拇指端按于唇沟的中上处顶推,行强刺激。以每分钟20~40次为宜,可使患者很快苏醒。

胆经:

风池

风池——项部,当枕骨之下,与风府穴相平,胸锁乳突肌与斜方肌上端之间的凹陷处。

穴位作用:风,指穴内物质为天部的风气。池,屯居水液之器也,指穴内物质富含水湿。风池名意指有经气血在此化为阳热风气。本穴物质为脑空穴传来的水湿之气,至本穴后,因受外部之热,水湿之气胀散并化为阳热风气输散于头颈各部,故名风池。主治头痛,眩晕,颈项强痛,目赤痛,目泪出,鼻渊,鼻出血,耳聋,气闭,中风,口眼歪斜,疟疾,热病,感冒,瘿气,落枕。

任脉:

廉泉

廉泉——仰靠坐位。在颈部,当前正中线上,喉结上方,舌骨上缘凹陷处。

穴位作用:舌下肿痛,舌根缩急,舌纵涎出,暴喑,口舌生疮,喉痹,中风失语,舌炎,声带麻痹,舌根部肌肉萎缩。

天突

天突——胸骨上窝正中。

穴位作用:现代常用于治疗支气管哮喘、支气管炎、咽喉炎、甲状腺肿大、食道炎、癔病等。配定喘、膻中、丰隆主治哮喘。

中脘

中脘——前正中线上,脐中上4寸。

穴位作用:现代常用于治疗胃炎、胃痉挛、胃溃疡、胃下垂、食物中毒、癫痫、精神病、神经衰弱等。配天枢、足三里、内庭主治霍乱吐泻;配足三里主治脘腹胀痛。

心包经:

内关

内关——腕臂内侧,掌长肌腱与桡侧腕屈肌腱之间,腕横纹上2寸处。

穴位作用:内关,内在之关要,在《灵枢·经脉》中又称为"两筋间"。因位于腕臂内侧,掌长肌腱与桡侧腕屈肌腱之间,腕横纹上2寸处取穴,手厥阴之络由此别出沿本经通过肘关、肩关上行系于心包络。穴归手厥阴心包经,为本经络穴,又是八脉交会穴之一,通于阴维脉,主治本经经病和胃、心、心包络疾患以及与情志失和、气机阻滞有关的脏腑器官、肢体病变广泛应用于临床。内关:内,内部也。关,关卡也。内关名意指心包经的体表经水由此注入体内。本穴物质为间使穴传来的地部经水,流至本穴后由本穴的地部孔隙从地之表部注入心包经的体内经脉,心包经体内经脉经水的气化之气无法从本穴的地部孔隙外出体表,如被关卡阻挡一般,故而得名。对神经系统及精神类疾病如神经衰弱、失眠、癔病、癫狂、痫症,治中风及后遗症有治疗效果。

肝经:

行间

行间——第1、2趾间,趾蹼缘的后方赤白肉际处。

穴位作用:现代常用于治疗高血压、青光眼、结膜炎、睾丸炎、功能性子宫出血、肋间神经痛等。配耳尖、太阳主治目赤肿痛。治疗因肝气郁结引起的疾病:配合太冲穴,由太冲穴向行间穴方向掐揉。

3.足底按摩治疗

中医认为按摩足底与身体相应部位的反射区,可以疏通经络气血,调节阴阳平衡。脑卒中患者的足底按摩主要应取肾、肾上腺、淋巴结、心、肺、支气管、膀胱、垂体、胃、小肠、食管、甲状腺等足底反射区,轮流按摩,每个反射区按摩3～5分钟,每日1～2次,每2周为一个疗程。

(三)民间和经验治疗

(1)复方丹参片:3片,每日3次,用于血瘀较重的中风先兆证;人参再造丸,1丸,每日2次,用于风痰阻络型中风先兆证;牛黄清心丸,1丸,每日2次,用于气血不足,痰热上扰的中风先兆证;大活络丹,1丸,每日2次,用于痰湿阻络的中风先兆证。

(2)川芎10g,鸡蛋一只,煲水服食,治疗气虚血瘀致一过性眩晕。

(3)生明矾、绿豆粉各等分研末,用饭和丸如梧桐子大,每日早晚各服5丸,常服治痰湿内阻一过性眩晕。

(四)前沿治疗

随着医学发展,"介入医学"与内科学、外科学已并称为临床医学三大技术。神经介入医学是"介入医学"的重要组成部分,它在神经科领域中占据着越来越重要的地位,特别是对脑血管病的诊治已经取得了许多突破性进展,具有广阔的应用前景。

1.神经介入治疗的优缺点

神经介入具有创伤小、适应范围广、安全、有效、并发症少、住院时间短等优点,其最大优点是避免了开颅手术,具有许多其他诊治手段无法比拟的优势。缺点:技术要求高、费用高。

2.神经介入治疗方法

主要包括以下几种:①全脑血管造影术(DSA);②急性脑梗死的超早期介入溶栓、取栓术;③脑动脉狭窄血管成形术;④脑静脉窦血栓静脉溶栓治疗;⑤脑动脉瘤、动静脉畸形、动静脉瘘等引起的出血性脑血管病介入治疗等。

3.适应证

(1)出血性脑血管病患者:原发性蛛网膜下腔出血或青中年原因未明的脑出血、原发性脑室出血患者应完善DSA以寻找病因;

(2)缺血性脑血管病患者:短暂性脑缺血发作(TIA)或轻、中度脑梗死患者为明确有无脑动脉狭窄应完善DSA检查;有适应证的急性脑梗死患者可考虑动脉溶栓或取栓术,可使闭塞的血管短期内再通,降低死亡率或减少遗留失语、瘫痪等严重后遗症,要求患者发病6小时内到达医院就诊,越早越好;有适应证的脑动脉狭窄患者行血管支架成形术,以预防短暂性脑缺血发作(TIA)或发展至脑梗死。

4.禁忌证

年龄太大或太小,合并严重心、肺、肾、肝功能不全,有严重出血倾向,对造影剂过敏,已经发生严重中风留有严重残疾,无合适的血管人路等患者均不适合神经介入治疗。

三、康复

早期康复包括:保持良好体位,进行被动运动,床上运动训练和开始日常生活活动能力的训练。实施脑卒中早期康复,可以有效预防废用性萎缩、肌肉挛缩、肩手综合征等并发症,维持关节活动度,改善肢体功能。有些功能障碍是要遗留很长时间的,甚至遗留终身,所以应保证康复的连续性。还应注意心理状态的调适,重视心理康复。患者最终要回归家庭,因此家庭成员对患者的恢复有非常重要的意义,应该让家庭成员充分了解患者的情况,包括功能障碍,心理问题,还应掌握一定的康复技能,帮助患者进行必要的康复训练。

四、重视预防相关疾病

高血压:高血压是脑卒中最重要的危险因素,控制高血压可以明显减少脑卒中,同时也有助于减少其他靶器官损害。提高对血压的自我知晓程度,合理用药,规律测量血压,按时随诊,及时调整用药,直至达到目标血压水平。一般需长期服药,不能随意停药。很多基层医院患者服药依从性差,这一点要特别注意。

糖尿病:糖尿病是脑卒中的重要危险因素。脑卒中的病情轻重和预后与糖尿病患者的血糖水平及病情控制程度有关,因此应重视对糖尿病的预防和控制。必要时可通过控制饮食、口服降糖药物或使用胰岛素控制高血糖,注意监测尿糖、血糖及糖化血红蛋白。

血脂异常:大量研究证实,血清总胆固醇、低密度脂蛋白胆固醇升高、高密度脂蛋白胆固醇降低与心脑血管疾病关系密切。

颈动脉狭窄:颈动脉狭窄也是脑卒中的危险因素,合理干预可以减少脑卒中的发生。无症状性颈动脉狭窄首选内科治疗。重度狭窄者,可以考虑行颈动脉内膜切除术或血管内介入治疗。

肥胖:肥胖是与高血压、血脂异常、糖尿病分不开的。应改变生活方式和饮食习惯,成年人体重指数应控制在 28 以内,腰臀围比值应<1。

缺乏体育运动:规律、适度的体育运动,每周 3~4 次,每次≥30min,可使纤维蛋白原、血小板的活动度降低,对减少心脑血管病大有益处。

代谢综合征:特征性因素包括腹型肥胖、血脂异常、高血压、胰岛素抵抗等。治疗目标:控制肥胖、体力活动过少等病因,治疗与之同时存在的其他危险因素。

心脏病:各种类型的心脏病都与脑卒中密切相关。心房纤颤是脑卒中的一个非常重要的危险因素。积极进行抗栓治疗可以减少脑卒中的发生。据总体估计,约有 20% 的缺血性脑卒中是心源性栓塞。40 岁以上成年人应定期体检,早期发现心脏病,确诊后应积极治疗。

吸烟:有报道显示,吸烟多较吸烟少者脑卒中危险增加 2 倍,同时长期吸烟也是脑梗死复发的重要因素。吸烟影响全身的血管和血液系统,加速动脉硬化,升高纤维蛋白原水平,促使血小板聚集,降低高密度脂蛋白水平,因此脑卒中患者要绝对戒烟。

饮酒:酒精摄入量和出血性脑卒中有直接的剂量相关性,饮酒一定要适度,男性每日饮酒量白酒应<1 两,啤酒<1 瓶,女性减半。对不饮酒者不提倡少量饮酒来预防脑卒中。

饮食不合理:每天增加 1 盘水果和蔬菜可以使脑卒中的危险降低 6%。提倡每日饮食种类多样化,使能量的摄入和需要达到平衡,各种营养素摄入趋于合理,应限制食盐摄入量每日≤5g。禁浓茶、咖啡、辛辣刺激性食物。

五、情志调护

情志不畅是导致急性脑卒中发生的最主要诱因。患者往往会因突然得病而产生恐惧、焦虑、悲观情绪。脑卒中后的抑郁与焦虑情绪阻碍了患者的有效康复,从而严重影响了脑卒中患者的生活质量。据有关报道,脑卒中后抑郁症的发生在发病后 3~6 个月为高峰,2 年内发生率为 30%~60%;焦虑症在脑卒中后的发生率为 3%~11%。因此应加强情志调护,使患者保持心情舒畅,避免不良因素刺激,学会放松,减轻精神压力。

其他可能危险因素:高同型半胱氨酸血症(可考虑用叶酸和 B 族维生素治疗)、睡眠呼吸暂停综合征、口服避孕药、促凝危险因素等都与脑卒中有关。

第二节 短暂性脑缺血发作

短暂性脑缺血发作(TIA),是指颈动脉系统或椎-基底动脉系统的一过性供血不足,导致供血区短暂的局灶性神经功能障碍,出现相应的症状或体征,症状特点主要为:突然性、短暂性、反复性、刻板性;间歇期表现如常;主要表现为局灶性脑损害体征,无全脑损害体征。65%的TIA患者在发作时有轻瘫。两个系统可以同时出现的症状为偏盲、言语障碍。椎-基底动脉系统TIA的复发频度较颈动脉系统为多。各年龄段均可发生。多数发生在40岁以后,好发于50~70岁,男性多于女性。

TIA可反复发作,少者1~2次,多至数十次。发作超过24h常意味梗死或其他病理过程。曾有称谓"间歇性脑缺血发作"、"间歇性脑性跛行",以体现TIA是脑局部缺血所致一过性神经功能的障碍。也称"小卒中",用以表明其为脑血管病的最轻类型、大卒中的先兆。以往国外将TIA发作期限定为24h,近年发现24%在5min内,39%在15min内,50%在30min内,60%在1h内终止。若一次发作持续1~2h以上则可能留下神经损害及CT显示梗死现象。近年,随着CT和MRI在临床上的广泛应用,有报道以TIA为临床表现的患者64%存在有脑梗死灶。有的学者认为,TIA是一个临床概念,而不是病理学概念,TIA和脑梗死没有根本的区别。

"小卒中"事实上具有中风的全部症状,约10%的患者会以微中风为先导,因此,"小卒中"常是不久就会发生正式中风的显著预警信号,它可以是脑梗死的前驱症状。近年来,有关脑缺血的动物实验研究提示,缺血发作可诱发缺血耐受机制参与了TIA发病过程的可能。

(一)病因及发病机制

TIA为一多病因、多机制的临床综合征。不同年龄组间的病因与发病机制差异较大。儿童及青少年TIA可为脑动脉炎所致,而老年人和有脑血管病危险因素的患者TIA的病因主要为动脉粥样硬化。有关其发病机制的学说有多种,多用短暂、可逆、局灶脑供血障碍来解说,有微栓子学说、血管痉挛学说、血流动力学改变学说及其他学说,但尚无一种能解释所有病例,提示不同病例可能有不同的发病机制。

(1)微栓塞:微栓子主要来自颅外动脉,特别是颈内动脉起始部的动脉粥样硬化斑块。斑块内容物及其发生溃疡时的附壁血栓凝块的碎屑,可散落在血流中成为微栓子。这种由纤维素、血小板、白细胞、胆固醇结晶所组成的微栓子循血流进入脑内小动脉或视网膜,可造成微栓塞,引起局部缺血症状。因栓子小且易破裂或经酶作用而分解,或因远端血管缺血扩张,使栓子移向末梢而不足为害,则血供恢复,症状消失。动物实验证实,由于血管内血流呈分层流动,故可将同一来源的微栓子一次又一次地送入同一脑内小动脉。这可能是有的患者的症状在反复发作中刻板式地出现的原因。

(2)脑血管痉挛(小动脉痉挛):脑内小动脉痉挛如果程度严重而持续较久,则可引起神经组织的局限性缺氧。常由于严重的高血压和微栓子对附近小动脉床的刺激所致。

(3)血流动力学改变:某些患者原有某一脑动脉严重狭窄或完全闭塞,平时靠侧支循环能勉强维持该局部脑组织血供。在一过性血压下降时,脑血流量下降,该处脑组织因侧支循环供血减少而发生一过性缺血症状。

(4)颈部动脉受压:多属椎-基底动脉系统缺血。椎动脉因动脉粥样硬化或先天性迂曲、过长、扭结,当头颈过伸或向一侧转动时,可在颈椎横突孔处受压。伴颈椎骨质增生时更易压迫椎动脉。在有枕大孔区畸形、颈动脉窦过敏等情况下也易发生。

(5)动脉狭窄、血液成分改变(如血液高凝状态、盗血现象)、动脉夹层分离、动脉炎、心功能障碍、某些药物引起等。

(二)根据受累的循环系统不同,TIA习惯上分为两类

1. 颈内动脉系统TIA

以偏侧肢体或一侧上肢或下肢发作性无力或轻瘫为最常见。瘫痪通常以上肢和面部为重。少数主侧半球病变者可有失语,伴或不伴有对侧轻偏瘫。如出现一侧性短暂性失明为颈内动脉分支眼动脉缺血的特征性改变。如发作性偏瘫伴有瘫痪、对侧的短暂单眼失明或视觉障碍可考虑为失明侧颈内动脉TIA。视觉症状可表现为视觉的暂时性黑矇、模糊、视野色度下降等。偏身感觉障碍(如感觉异常或减退)或偏盲也常见于颈内动脉系统TIA。短暂的精神症状和意识障碍偶亦可见。

2. 椎-基底动脉系统TIA

阵发性眩晕为其最常见症状,常伴有恶心、呕吐,一般不伴有明显的耳鸣。若有脑干、小脑受累可出现复视、眼震、共济失调、平衡障碍,部分有吞咽困难、构音障碍,或有交叉性或双侧性上下肢短暂无力、瘫痪和感觉障碍(麻木、感觉减退)等。可有一侧或双侧的同侧视野缺失。大脑后动脉供血不足可表现为皮质性盲和视野缺损。典型症状为交叉综合征。TIA很少孤立地引起眩晕、头晕和恶心,椎-基底动脉缺血的患者可有一过性眩晕发作,但一般在其他时间还有另外一些症状,偶而TIA引起晕厥、二便失禁、意识模糊、记忆力丧失和癫痫发作。

少数患者可有猝倒发作,常在迅速转头时突然出现,表现为双下肢无力而倒地,但患者意识清楚,常可立即自行站起,此种发作可能是脑干内网状结构缺血使机体肌张力突然减低所致。

此外,临床上尚有一种少见的"短暂性全面遗忘症"(TGA),发作时患者突然出现短暂性顺行性近记忆障碍,患者保留过去的记忆力及其他认知功能,发作可持续1~24h,发作过去后,患者完全不知失忆期的过程。紧张的体力活动可诱发,可间隔一段时间再发。其发病原理一般认为是大脑后动脉的颞支或椎-基底动脉缺血,与累及边缘系统(海马、海马两侧、穹窿和乳头体等)的与近记忆或短时记忆的重要组织有关。

一、诊断

(一)现代科学方法诊断

由于本症持续时间短,患者就诊时大多是在间歇期,已无症状和体征,故TIA的诊断主要依靠病史,主要依赖患者对症状的回忆或其家属对病史的叙述而确定。故对颈内动脉系统与椎-基底动脉系统及其分支供血区缺血后症状可靠性的分析极为重要。一般情况下,中年以上、突然发病、时间很短的脑局灶性功能发生障碍,又不能以其他疾病解释者应考虑为TIA。为预防以后再发或发生脑梗死,需要寻求病因。首先要注意检查是否有高血压病、动脉粥样硬化、高血脂症、心脏病等。可行血脂、血糖、血流变、血压、血凝纤溶动态等检查。可通过加作脑电图以帮助排除局限性癫痫。有条件时可做心脏方面的检查（如 ECG、UCG 等）。可行诱发电位检查，尤其是椎-基底动脉系统 TIA 者。必要时可进行头颅 CT 或 MRI 检查。如疑有严重的颈动脉颅外段闭塞或狭窄者，可考虑作颈动脉双功超声检查，必要时可行血管造影。

鉴别诊断：

(1)局限性癫痫一般表现为脑皮质刺激性症状，出现肢体抽搐或发麻，持续时间短暂，仅数秒至数分钟，症状常自一处开始逐渐向周围扩展。脑电图检查多可能发现局部脑波异常，大多继发于脑部疾病，常可发现其他神经系统体征。

(2)眩晕以眩晕发作为主的椎-基底动脉系统 TIA 需除外，如梅尼埃综合征，其表现为发作性眩晕、恶心、呕吐，但其发病时间长达数日，耳鸣严重，多次发作后听力减退，除有眼震外无其他神经系统特征，且发病年龄较小，而不伴其他脑干受累症状。

(3)晕厥心源性（如阿-斯综合征引起的阵发性脑供血不足）、颈动脉窦过敏，多无意识障碍。

(4)偏头痛其先兆期易与 TIA 混淆。多发病于青春期，常有类似的反复发作史和家族史。发作时以偏侧头痛和厌食、呕吐等自主神经症状为主，较少表现局限性神经功能缺失。发作时间可能较长。

(5)其他如眼科病、颅内占位性病变、精神因素等也应注意鉴别。

(二)中医诊断

(1)主证：久患眩晕，头痛头胀，突然发生手足麻木，渐觉不遂，口舌歪斜；或言语謇涩；或头重脚轻，脚底如踏棉絮，六脉滑大或弦劲等。中风先兆临床表现复杂，主证繁多，因而不必每证悉见。

(2)具有突然性、发作性和可恢复性的特点。每次发作持续数分钟，通常在 30 分钟内完全恢复，多不超过 2 小时。

(3)发病年龄，以 40 岁以后的中老年人居多。

(4)发病多有诱因，如情志刺激、过度疲劳、受凉、外感、饮酒等。

(5)既往有高血压、糖尿病、高脂血症等病史。

(6)脑 CT 或 MRI 检查一般无异常发现。

(7)具备 1、2 项即可诊断，其他项目有助诊断。

(三)民间经验诊断

以反复发作的短暂性失语、瘫痪或感觉障碍为特点，症状和体征在 24 小时内消失。本病临床表现具有突发性、反复性、短暂性和刻板性特点，诊断并不难。60 岁以上老年人多见，男多于女。多在体位改变、活动过度、颈部突然转动或屈伸等情况下发病。

二、治疗

(一)民间和经验治疗

短暂性脑缺血发作的出现说明颅内某小动脉管微栓塞、血流量降低、局部脑组织发生缺血而出现临床上的肢体麻木无力、头晕等症状，后因脑血管自身的调节等原因短时间脑缺血改善，症状消失。医学研究认为这种脑内小动脉的狭窄是由于从硬化的动脉内膜或心脏内膜上脱落的破碎小块物或颈部动脉粥样硬化斑块脱落随血流到脑内小动脉或脑动脉本身硬化后所引起。如果上述原因不解除,短暂性脑缺血发作就会再发甚至完全堵塞该动脉而引起大中风。因此其治疗不仅是治疗本病,而且对于预防大中风的发生是十分重要的。活血素口服液对改善微循环效果好,阿司匹林和力抗栓被认为是目前有效的抗血小板药,对该病的治疗有效;潘生丁可与阿司匹林合用;抗凝剂可用于短暂性脑缺血发作的治疗,但有引起严重出血的危险,需要医生的随访和实验室的监测;低分子右旋糖酐有降低血黏度、改善微循环等作用,在临床上应用较为普遍。患有高血压的短暂性脑缺血发作患者,在用降压药时,切不可使用强力降压药使血压急剧降低,而应使血压缓慢降低并维持在21.3kPa(150~160mmHg)左右,血压过低会引起大中风。对短暂性脑缺血发作患者施行血管手术治疗在国外已十分普遍,主要包括:狭窄的颈动脉内膜切除术、气囊血管成形术、颅外颈内动脉搭桥术等。

(二)中医和经典治疗

1. 辨证要点

(1)辨标本 其标在风、火、痰、瘀、气逆,分清主次、兼夹;其本在正虚,但有气虚、阴虚的区别。

(2)辨缓急 本病发则为急,频发者更是危笃之候,最为紧要,必需立即处置。

2. 治疗原则

急则治标,缓则治本是辨治本病的基本原则。急当调气机、降逆气、熄风阳、逐痰瘀、通经脉;缓则补虚与降气、清热、化痰、逐瘀同施。

3. 急救处理

(1)入院治疗或急诊观察。

(2)复方丹参注射液20ml或清开灵注射液60ml、疏血通注射液或灯盏花注射液20~40mg加入生理盐水250~500ml静脉注射,每日1~2次。

4. 分证论治

(1)痰瘀阻络

主证:中风先兆症状发作,平素形丰体胖,面晦油垢,头晕目眩,舌体胖、色暗,舌苔厚腻,脉弦滑。

治则:调气化痰,活血化瘀。

方药:半夏白术天麻汤——半夏、白术、天麻、茯苓、橘红、甘草;大便不通,重用大黄、枳实,加厚朴、炒莱菔子;舌质红,苔黄腻,加栝楼、黄连、竹茹;舌质暗,加川芎、桃仁、红花。

(2)肝阳亢盛

主证:中风先兆症状发作,平素头痛眩晕,面红且赤,烦躁易怒,耳鸣失眠,舌质红或红绛,苔薄黄或少苔,脉弦大滑数或弦劲有力。

治则:镇肝潜阳,熄风通络。

方药:天麻钩藤饮——天麻、钩藤、石决明、山栀、杜仲、桑寄生、牛膝、黄芩、夜交藤、茯神、益母草。

(3)气血失调

主证:中风先兆症状发作,平素胸闷头晕,或无异常感觉,舌质暗淡,或见瘀点瘀斑,苔薄白,脉弦。

治则:调气活血,化瘀通络。

方药:血府逐瘀汤——当归、生地黄、桃仁、川芎、红花、赤芍、枳壳、甘草、柴胡、桔梗、牛膝。

(4)气虚血瘀

主证:中风先兆症状发作,平素气短乏力,精神不振,面色少华,舌质淡暗,苔薄白,脉弱,或虚大无根。

治则:益气活血,化瘀通络。

方药:补阳还五汤——赤芍、川芎、当归尾、地龙、黄芪、桃仁、红花。

(4)肝肾阴虚

主证:中风先兆症状发作,平素眩晕耳鸣,失眠健忘,腰膝酸软,口干舌燥,大便干结,舌质红或红绛,或舌质裂纹,苔少或无,脉弦细。

治则:滋补肝肾,育阴活络。

方药:滋营养液膏——太子参、黄芪、麦门冬、女贞子、旱莲草、黑芝麻、菊花、枸杞子、当归、白芍、熟地黄、沙苑子、阿胶。

(三)现代和前沿治疗

治疗 TIA 的目的在于延缓或防止梗死的发生,包括脑梗死和心肌梗死。对短时间内反复多次发生 TIA 者,应作为神经科急诊处理。治疗时应注意纠正病因并消除危险因素。此外应注意相应的个体化治疗。

1.针对病因治疗

寻找 TIA 的病因,针对其进行治疗,如调整血压,治疗心律失常或心肌病变,纠正血液成分异常等。注意避免颈部活动过甚等诱因。

(1)药物治疗

抗血小板聚集治疗已被广为接受。可能会减少微栓子的发生,对预防复发有一定疗效。如无溃疡或出血性疾病常用阿司匹林治疗,据统计长期服用可使缺血性中风的发病减少22%,其作用是抑制血小板内的环氧化酶活性,减少血小板中的血栓烷 A2 的合成,降低血小板聚集。每日 30~1300mg 不等,多数认为国人以小剂量为宜,还可与潘生丁合用,剂量为 25~75mg,每日 3 次。后者可抑制磷酸二酯酶,从而使血小板内环磷酸腺苷作用增加,抑制血小板对 ADP 诱发的聚集敏感性。但实践效果尚未能肯定。此外如抵克力得,预防 TIA 的复发较阿司匹林更为有效,而且对男性和女性的作用都是肯定的,但该药副作用大,有引起腹泻或导致中性粒细胞减少症(少数为严重的粒细胞减少)的报道。鉴于该药价格较高,副作用大,需要血液学监测,故建议在大多数病例应首选阿司匹林,只有在那些不能服阿司匹林或阿司匹林引起某些持续性症状的患者,可用抵克力得替换之。

抗凝治疗对有明确栓子来源(如二尖瓣狭窄、心房纤颤、心肌梗死),经抗血小板聚集药物治疗仍有频繁发作 TIA,程度严重,发作症状逐渐加重者,在排除颅内出血、溃疡病、严重高血压、严重肝肾疾病等后,可及早采用低分子肝素抗凝治疗,高血压未控制者[> 23.9/16.0kPa(180/120mmHg)]禁用。短期内频繁发作者可立即静脉注射肝素 50mg,然后将肝素 50mg 加入 5%葡萄糖或生理盐水 500ml 中静脉滴注,每分钟 20 滴左右,维持 24~48h;如发作次数较少者,开始静脉滴注即可。肝素用量以凝血时间(试管法)判断,凝血时间延长到未用肝素前的250%左右为完全抗凝标准,一般静脉滴注24~48h后改用口服抗凝剂新双香豆素等药物。但其疗效尚难以肯定,对发作较频者可以试用。病情发展较缓慢者则可采用口服抗凝剂。常用的口服抗凝剂是华法林。华法林可预防心源性栓塞引起的TIA。治疗期间应注意出血并发症。因难以控制药量,且出血并发症较多,国内较少采用。

脑血管扩张剂及扩容剂一般认为对TIA发作的效果尚不能肯定。但对发作较频者亦可试用。可用培他啶20mg加入5%葡萄糖液500ml或低分子右旋糖酐500 ml等药物静脉滴注;低分子右旋糖酐中可加入盐酸罂粟碱30~90mg静脉滴注。但需注意配伍禁忌,目前使用的维脑路通、血塞通等药物可能有一定效果,但尚需进一步观察。亦可口服血管扩张剂如烟酸、培他啶等。

抗高血压主要为针对TIA触发因素进行治疗,可参考内科学等专著,不予赘述。

中医药多采用活血化瘀,通经活络的治则。常用川芎、丹参、红花等。

(2)外科治疗

治疗目的在于恢复、改善脑血流量,建立侧支循环、消除微栓子来源。应根据患者的具体情况而定,注意掌握手术指征和禁忌证,慎重考虑。

颈动脉内膜剥脱术(CEA)有报道其可降低TIA患者发生完全性卒中的危险性,对同侧颈动脉狭窄超过70%患者的预防作用优于阿司匹林,但其疗效尚有争议。该手术在美国开展较多,每年约有10万人因颈动脉狭窄接受CEA手术。对颈动脉狭窄小于40%者则这种手术无益,对狭窄40%~69%且有同侧症状者其预防效果仍不能肯定。

颅内—颅外血管吻合术可考虑用于颈内动脉、大脑中动脉主干病变、椎动脉主干病变者。有学者认为这类手术可能对某些特殊类型的患者有益,但需要进一步通过随机的对照试验证实。

三、康复

有研究报道,TIA中未经治疗者中约1/3者可自行缓解;1/3者继续发作;而约1/3者以后发展为完全性脑卒中(颈动脉系统TIA的发作频率一般比椎-基底动脉系统低,但发生脑梗死的机会却多)。

主要是预防高血压和动脉硬化,如有心脏病(冠脉疾病、心律失常、心衰、心瓣膜疾病)、糖尿病、高脂血症等应积极治疗。避免吸烟及过量饮酒。

第三节 颈动脉粥样硬化

颈动脉粥样硬化是指双侧颈总动脉、颈总动脉分叉处及颈内动脉颅外段的管壁僵硬,内膜—中层增厚(IMT),内膜下脂质沉积,斑块形成以及管腔狭窄,最终可导致脑缺血性损害。

颈动脉粥样硬化与种族有关,白种男性老年人颈动脉粥样硬化的发病率最高,在美国约35%的缺血性脑血管病由颈动脉粥样硬化引起,因此对颈动脉粥样硬化的防治一直是西方国家研究的热点,如北美症状性颈动脉内膜切除试验(NASCET)和欧洲颈动脉外科试验

（ECST）。我国对颈动脉粥样硬化的研究起步较晚，目前尚缺乏像 NASCET 和 ECST 等大宗试验数据，但随着诊断技术的发展，如高分辨率颈部双功超声、磁共振血管造影、TCD 等的应用，人们对颈动脉粥样硬化在脑血管疾病中重要性的认识已明显提高，我国现已开展颈动脉内膜剥脱术及经皮血管内支架形成等治疗。

颈动脉粥样硬化的危险因素与一般动脉粥样硬化相似，如高血压、糖尿病、高血脂、吸烟、肥胖等。颈动脉粥样硬化引起脑缺血的机制有两点：①动脉——动脉栓塞，栓子可以是粥样斑块基础上形成的附壁血栓脱落，或斑块本身破裂脱落；②血流动力学障碍。人们一直以为血流动力学障碍是颈动脉粥样硬化引起脑缺血的主要发病机制，因此把高度颈动脉狭窄（>70%）作为防治的重点，如采用颅外—颅内分流术以改善远端供血，但结果并未能降低同侧卒中的发病率，原因是由于颅外—颅内分流术并未能消除栓子源，仅仅是绕道而不是消除颈动脉斑，因此不能预防栓塞性卒中。现已认为脑缺血的产生与斑块本身的结构和功能状态密切相关，斑块的稳定性较之斑块的体积有更大的临床意义。动脉——动脉栓塞可能是缺血性脑血管病最主要的病因，颈动脉粥样硬化斑块是脑循环动脉源性栓子的重要来源。因此，有必要提高对颈动脉粥样硬化的认识，并在临床工作中加强对颈动脉粥样硬化的防治。

一、临床表现

颈动脉粥样硬化引起的临床症状，主要为一过性脑缺血（TIA）及脑梗死。

（一）TIA

脑缺血症状多在 2min（<5min）内达高峰，多数持续 2～15 min，仅数秒的发作一般不是 TIA。TIA 持续时间越长（<24h），遗留梗死灶的可能性越大，称为伴一过性体征的脑梗死，不过在治疗上与传统 TIA 并无区别。

1. 运动和感觉症状

运动症状包括单侧肢体无力，动作笨拙或瘫痪。感觉症状为对侧肢体麻木和感觉减退。运动和感觉症状往往同时出现，但也可以是纯运动或纯感觉障碍。肢体瘫痪的程度从肌力轻度减退至完全性瘫痪，肢体麻木可无客观的浅感觉减退。如果出现一过性失语，提示优势半球 TIA。

2. 视觉症状

一过性单眼黑矇是同侧颈内动脉狭窄较特异的症状，患者常描述为"垂直下沉的阴影"，或像"窗帘拉拢"。典型发作持续仅数秒或数分钟，并可反复、刻板发作。若患者有一过性单眼黑矇伴对侧肢体 TIA，则高度提示黑矇侧颈动脉粥样硬化狭窄。

严重颈动脉狭窄可引起一种少见的视觉障碍，当患者暴露在阳光下时，病变同侧单眼失明，在回到较暗环境后数分钟或数小时视力才能逐渐恢复。其发生的机制尚未明。

3. 震颤

颈动脉粥样硬化可引起肢体震颤，往往在姿式改变，行走或颈部过伸时出现。这种震颤常发生在肢体远端，单侧，较粗大，且无节律性（3～12Hz），持续数秒至数分钟，发作时不伴意识改变。脑缺血产生肢体震颤的原因也未明。

4. 颈部杂音

颈动脉粥样硬化使动脉部分狭窄，血液出现涡流，用听诊器可听到杂音。下颌角处舒张期杂音高度提示颈动脉狭窄。颈内动脉虹吸段狭窄可出现同侧眼部杂音。但杂音对颈动脉粥样硬化无定性及定位意义,仅50%～60%的颈部杂音与颈动脉粥样硬化有关,在45岁以上人群中,约3%～4%有无症状颈部杂音。过轻或过重的狭窄由于不能形成涡流,因此常无杂音。当一侧颈动脉高度狭窄或闭塞时,病变对侧也可出现杂音。

(二)脑梗死

颈动脉粥样硬化可引起脑梗死,出现持久性的神经功能缺失,在头颅CT、MRI扫描可显示大脑中动脉、或/和大脑前动脉供血区基底节及皮质下梗死灶,梗死灶部位与临床表现相符。与其他病因所致的脑梗死不同,颈动脉粥样硬化引起的脑梗死常先有TIA,可呈阶梯状发病。

二、诊断

(一)现代科学方法诊断

1.超声检查

超声检查可评价早期颈动脉粥样硬化及病变的进展程度,是一种方便、常用的方法。国外近70%的颈动脉粥样硬化患者经超声检查即可确诊。在超声检查中应用较多的是双功能超声(DUS)。DUS是多普勒血流超声与显像超声相结合,能反映颈动脉血管壁、斑块形态及血流动力学变化。其测定参数包括颈动脉内膜、内膜-中层厚度(IMT)、斑块大小及斑块形态、测量管壁内径并计算狭窄程度以及颈动脉血流速度。IMT是反映早期颈动脉硬化的指标,若IMT≥1mm即提示有早期动脉硬化。斑块常发生在颈总动脉分叉处及颈内动脉起始段,根据形态分为扁平型、软斑、硬斑和溃疡型四型。斑块的形态较斑块的体积有更重要的临床意义,不稳定的斑块如软斑,特别是溃疡斑,更易合并脑血管疾病。目前有四种方法来计算颈动脉狭窄程度:NASCET法、ECST法、cc法和CSI法。采用较多的是NASCET法:狭窄率=[1-最小残存管径(MRL)/狭窄远端管径(DL)]×100%。根据血流速度诊断颈动脉狭窄的指标为:峰值血流速度(vs)≥120cm/s,ICA Vs/CCAVs≥1.8。依据血流速度增高的程度,可粗略判断管腔的狭窄程度。

随着超声检查分辨率的提高,特别是其对斑块形态和溃疡的准确评价,使DUS在颈动脉粥样硬化的诊断和治疗方法的选择上具有越来越重要的临床实用价值。但DUS也有一定的局限性,超声检查与操作者的经验密切相关,其结果的准确性易受人为因素影响。另外,DUS不易区别高度狭窄与完全性闭塞,而两者的治疗方法截然不同。因此,当DUS提示动脉闭塞时,应做血管造影证实。

2.磁共振血管造影

磁共振血管造影(MRA)是20世纪80年代出现的一项无创性新技术,检查时不需注射对比剂,对人体无损害。MRA对颈动脉粥样硬化评价的准确性在85%以上,若与DUS相结合,则可大大提高无创性检查的精确度。只有当DUS与MRA检查结果不一致时,才需做血管造影。MRA的局限性在于费用昂贵,对狭窄程度的评价有偏大倾向。

3.血管造影

血管造影,特别是数字减影血管造影(DSA),仍然是判断颈动脉狭窄的金标准。在选择是否采用手术治疗和手术治疗方案时,相当多患者仍需做DSA。血管造影的特点在于对血管狭窄的判断有很高的准确性。缺点是不易判断斑块的形态。

4.鉴别诊断

(1)椎-基底动脉系统TIA

当患者表现为双侧运动或感觉障碍、眩晕、复视、构音障碍、同向视野缺失时,应考虑是后循环病变而非颈动脉粥样硬化。一些交替性的神经症状,如先左侧然后右侧的偏瘫,往往提示后循环病变、心源性栓塞或弥散性血管病变。

(2)偏头痛

约25%～35%的缺血性脑血管病伴有头痛,且典型偏头痛发作也可伴发神经系统定位体征,易与TIA混淆。两者的区别在于偏头痛引起的定位体征为兴奋性的,如感觉过敏、视幻觉、不自主运动等。偏头痛患者常有类似的反复发作史和家族史。

(二)中医诊断

根据颈动脉系统TIA病史,特别是伴单眼黑矇的患者,应高度怀疑颈动脉粥样硬化。颈部听诊应注意有无血管杂音。实验室检查包括常规的动脉粥样硬化检查项目,如血脂、血糖、血压、ECG等。颈动脉粥样硬化常合并有周围动脉粥样硬化、冠心病等。

颈动脉粥样硬化的确诊仍需辅助检查:颈动脉超声、MRA、或/和血管造影。首先应选择DUS,DUS对判断中-重度狭窄的准确性较高。当DUS提示狭窄程度≥70%考虑手术治疗时,需行血管造影。若为轻度狭窄(≤30%)则应复查DUS。在诊断时需鉴别患者的症状是否由远端血管病变(如大脑中动脉狭窄),或心脏源性栓塞所致。

当患者具有以下情况时,可考虑做血管造影,并选择手术治疗:①颈动脉系统TIA或颈动脉供血区的脑小梗死灶;②头颅CT或MRI除外原发性脑出血或非血管性疾病;③DUS提示与临床症状相关侧颈动脉中-重度狭窄或闭塞;④患者无手术禁忌证,并同意采用手术治疗。

(三)民间经验诊断

间断性头晕不适等症状应及时就诊。

二、治疗

(一)民间和经验治疗

茶多酚是茶叶中的主要物质,可以降低血胆固醇,抑制动脉粥样硬化。脑中风的原因之一,是人体内生成过氧化脂质,从而使血管壁失去了弹性,而茶水中的单宁酸,正好能遏制过氧化脂质生成。

茶水煮饭的方法:先将茶叶1至3克,用500至1000克开水浸泡4至9分钟,取一小块洁净的纱布,将茶水过滤去渣后待用(隔夜茶水不宜用);再将米洗净放入锅中,然后把茶水倒入饭锅中,使之高出米面3厘米左右,煮熟即可食用。

(二)中医和经典治疗

药物治疗,控制血压、血糖、血脂,戒烟,服用阿司匹林。

(三)现代和前沿治疗

治疗动脉粥样硬化的方法亦适用于颈动脉粥样硬化,如戒烟、加强体育活动、减轻肥胖、控制高血压及降低血脂等。

1.内科治疗

内科治疗的目的在于阻止动脉粥样硬化的进展,预防脑缺血的发生,以及预防手术后病变的复发。目前尚未完全证实内科治疗可逆转和消退颈动脉粥样硬化。

(1)抗血小板聚集药治疗

抗血小板聚集药治疗的目的是阻止动脉粥样硬化斑块表面生成血栓,预防脑缺血的发作。阿司匹林是目前使用最广泛的抗血小板药,长期服用可较显著地降低心脑血管疾病发生的危险性。阿司匹林的剂量30～1300mg/d均有效。目前还没有证据说明大剂量阿司匹林较小剂量更有效,因此对绝大多数患者而言,50～325mg/d是推荐剂量。

对阿司匹林治疗无效的患者,一般不主张用加大剂量来增强疗效。此时可选择替换其他抗血小板聚集药,如抵克得力等,或改用口服抗凝剂。抵克得力的作用较阿司匹林强,但副作用也大。

(2)抗凝治疗

当颈动脉粥样硬化患者抗血小板聚集药治疗无效,或不能耐受抗血小板聚集药治疗时,可采用抗凝治疗。最常用的口服抗凝剂是华法林。

2.颈动脉内膜剥脱术

对高度狭窄(70%～99%)的症状性颈动脉粥样硬化患者,首选的治疗方法是动脉内膜剥脱术(CEA)。国外自20世纪50年代开展CEA至今已有60年历史,其术式已有极大的改良,在美国每年有10万人因颈动脉狭窄接受CEA治疗,CEA不仅减少了脑血管疾病的发病率,也降低了因反复发作脑缺血而增加医疗费用。我国现已开展此项医疗技术。

三、康复

对于无症状性颈动脉粥样硬化,年龄与颈动脉粥样硬化密切相关,被认为是颈动脉粥样硬化的主要危险因素之一。国内一组1095例无症状人群的DUS普查发现:60岁以下、60～70岁和70岁以上人群,颈动脉粥样硬化的发病率分别是3.7%、24.2%以及54.8%。若患者有冠心病或周围血管病,则约1/3的患者一侧颈动脉粥样硬化狭窄程度超过50%。因此,对高龄,特别是具有动脉粥样硬化危险因素的患者,应考虑到无症状性颈动脉粥样硬化的可能,查体时注意有无颈部血管杂音,必要时选作相应的辅助检查。

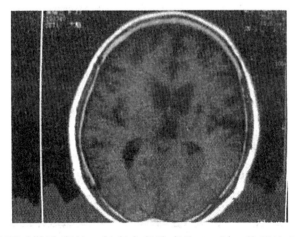

有报道无症状性颈动脉狭窄的3年卒中危险率为2.1%。从理论上讲,无症状性颈动脉粥样硬化随着病情的发展,特别是狭窄程度超过50%的患者,产生TIA、脑梗死等临床症状的可

能性增大,欧洲一项针对无症状性颈动脉粥样硬化的研究表明,颈动脉狭窄程度越高,3年卒中危险率越高。

由于无症状性颈动脉粥样硬化3年卒中危险率仅2.1%,因此对狭窄程度超过70%的无症状患者,是否采用颈动脉内膜剥脱术,目前尚无定论。由于手术本身的危险性,因此,目前对无症状性颈动脉粥样硬化仍以内科治疗为主,同时密切随访。

第七章 临床较罕见的脑血管病

第一节 年轻人缺血性卒中

一、概述

年轻人缺血性卒中指年龄在15～45岁间的年轻人所发生的缺血性脑卒中。

年轻人缺血性卒中发病率虽不及老年缺血性卒中,但并非罕见,其在病因学、危险因素和预后等方面与老年性卒中有很大的差异,近20年引起了人们普遍的重视。老年人缺血性卒中的病因以动脉粥样硬化最为常见,而年轻人缺血性卒中的病因则更加多样、复杂,因其中不少病因是可以治疗的,故掌握该领域的进展有重要意义。

年轻人缺血性卒中的发病率约为6～16/10万人口,占整个卒中患者的比例约为3%～8%。

二、危险因素

缺血性卒中是多危险因素性疾病,年轻人缺血性卒中的危险因素(n/sk factors,RF)与壮年、老年性缺血性卒中的危险因素有相同之处,如高血压、糖尿病、高脂血症、心脏疾病、吸烟、酗酒等,但各种危险因素的相对危险度与老年人存在差异,其中常见的RF依次为糖尿病、高血压、心脏疾病等。此外,年轻人缺血性卒中RF还存在一些特殊性,如天然抗凝血系统某些因子的缺乏、脂蛋白(a)水平较高、体内抗磷脂抗体阳性及血同型半胱氨酸升高等。

1. **天然抗凝血系统某些因子的缺乏**

生理状态下,凝血系统和纤溶系统之间维持动态平衡,凝血—抗凝血也存在着动态平衡,这种平衡对机体不致发生血栓形成是至关重要的。近年发现年轻人缺血性卒中者体内涉及体内抗凝血机制的抗凝血酶Ⅲ(AT-Ⅲ)及蛋白质C、蛋白质S缺乏。已知AT-Ⅲ属丝氨酸蛋白酶抑制物,血浆中凝血酶抑制活性的50%～67%左右是AT-Ⅲ作用的结果。蛋白质C和蛋白质S属内凝血途径辅助因子抑制物,其激活形式可灭活因子Ⅷ、Ca^{2+}、Ⅴa和Ⅹa,结果反馈地抑制凝血酶,促进t-PA(组织型纤溶酶原激活物)激活。因此,AT-Ⅲ、蛋白质C和蛋白质S的缺乏可致年轻人高凝状态。

2. **血清脂蛋白(a)水平升高**

脂蛋白(a)是一种类似低密度脂蛋白的物质,其血清水平由遗传因素决定。目前认为,血清脂蛋白(a)是年轻人缺血性卒中的独立危险因素。

3. **抗磷脂抗体(aPLs)**

aPLs是存在于循环血清可与阴性磷脂特异性结合的多克隆免疫球蛋白,主要包括抗心磷脂抗体(aCL)和狼疮抗凝物(LA)。目前认为aPLs是年轻人缺血性卒中独立的危险因素。aPLs阳性的缺血性卒中者以年轻人、女性多见,患病具有多灶、复发的特点。

4.高同型半胱氨酸血症(HHCM)

自 1969 年 McCully 提出 HHCM 与动脉粥样硬化的关系来,近年研究证明,中等度 HHCM 是卒中的独立危险因素。最近,美国一项研究(1999 年)表明,HHCM 是独立于其他传统危险因素以外的独立危险因素,其相对危险度(OR)为 16,与每天吸一包烟的 OR(1.9)大致相等。有学者提出采用蛋氨酸负荷试验可以更好地明确诊断 HHCM。

三、临床表现、诊断和治疗

年轻人缺血卒中的临床表现可分为闭塞血管供血区或引流区脑功能缺失的症状和体征的一般表现和病因或危险因素方面的特殊表现。血管方面的一般表现并无特异性,勿需赘述;病因或危险因素方面的特殊表现视病因不同而不同。引起年轻人缺血性卒中的病因或存在的危险因素十分繁多且相对少见,下述相对常见和近年倍受人们关注的一些病因方面的临床表现。

1.夹层动脉病

又称动脉夹层或动脉壁分离、动脉夹层病。该病可分为自发性夹层动脉病和继发性夹层动脉病两类。继发性夹层动脉病多由颈部外伤、脊柱不正规按摩和颈部过伸等所致。动脉夹层分离可于损伤处发生动脉闭塞;也可于损伤处形成血栓,继而脱落形成动脉供血区远端的动脉-动脉栓塞而引起缺血性卒中;还可以在损伤处形成夹层动脉瘤,进而破裂形成出血性卒中。

引起缺血性卒中的夹层动脉瘤的好发部位常位于颈内动脉、椎动脉和主动脉弓。颈内动脉夹层病的主要症状常见两种类型,即同侧头面痛特别是眼周疼痛伴同侧霍纳征和同侧头面痛伴同侧大面积脑缺血,出现对侧神经功能缺失征。

椎动脉夹层病常见于颈部外伤后出现后枕、颈疼痛伴脑干和小脑缺血症状。

主动脉弓处夹层病常见胸背部疼痛伴晕厥、一侧脑部缺血症状和桡动脉搏动减弱。实际上是主动脉弓综合征的一种病因。

夹层动脉瘤病的确诊依赖于血管造影和血管数字减影(DSA)。颈内动脉夹层病血管影像学检查可见颈内动脉颅外段血管呈不规则狭窄或呈串珠状,也可发现远端血管闭塞。超声检查如 TCD、标准双功扫描,可发现典型高阻抗双向低幅血流和舒张期血流消失信号。颈内动脉(ICA)远端闭塞的超声特征为收缩期和舒张期血流速度减慢,伴同侧颈动脉和眼动脉血流速度变慢。ICA 完全闭塞多普勒无信号,临床上少见,其超声表现与动脉硬化性闭塞无区别。ICA 舒张期血流速度增快提示夹层动脉再通。

抗血小板聚集或其他抗凝治疗,可防止动脉损伤处血栓形成,常用小剂量阿司匹林。手术治疗疗效欠佳。

2.主动脉弓综合征

本病综合征可能系一种自身免疫性疾病,主要累及主动脉弓及其分支,也可累及肾动脉、股动脉等。早期常有发热、关节痛或肌痛、体重下降等,以年轻女性多见。颈内动脉闭塞,可出现一过性黑矇、晕厥发作及其他颈内动脉闭塞的症状;颈外动脉闭塞出现颞浅动脉搏动消失;锁骨下动脉闭塞产生同侧上肢桡动脉脉搏减弱或消失,两侧血压不等,患侧血压过低,患侧上肢苍白、变冷等,尤以上肢活动时更易出现;偶见椎-基底动脉受累表现为枕叶缺血产生视野缺损。颈、肩周及锁骨上凹区听诊可闻及血管杂音,颈动脉、主动脉弓超声检查可发现血管狭窄或闭塞。血管造影可明确诊断。其他实验室检查可见血沉增快,轻度贫血、抗核抗体及类风湿因子阳性。治疗可用大剂量肾上腺皮质激素,也可试用血管扩张剂和抗血小板聚集等治疗。

3.卵圆孔未闭(PFO)

在心脏各种右向左分流的疾患中(如房间隔或室间隔缺损、肺动静脉瘘等),以 PFO 最为常见。研究表现≤40 岁原因不明缺血性卒中患者中 PFO 占 56%,而对照组为 15%,提示 PFO 为年轻人缺血卒中重要的致病因素之一。PFO 致脑梗死,所谓反常栓塞系指脑栓塞之栓子并非起源于常见的左室-主动脉系统,而是起源于右房-静脉系统。并非所有 PFO 均发生脑栓塞,PFO 致脑栓塞的条件为:①一般 PFO 口径≥2mm 或 4mm;②有静脉栓塞、肺动脉栓塞或房间隔动脉瘤等,即有反常栓子来源;③可伴持续性(肺动脉高压)或短暂性(如 Valsalva 动作或咳嗽)右室高压。PFO 口径及右向左分流程度的测定常用经食管超声心动图(TEE)法。深静脉血栓形成(DVT)和肺栓塞检测可经静脉造影、放射核素标记的纤维蛋白原或血小板闪烁法等证实。

临床上 PFO 反常栓塞可累及颈内动脉系统(大脑前动脉、大脑中动脉或眼动脉),也可累及椎-基底动脉系统。神经影像学特征:①皮质动脉闭塞;②梗死位于主干动脉供血区,常超过一个脑叶;③更易累及后循环,出现枕叶或幕下脑梗死。临床上累及颞叶致一过性全面遗忘者也较多见。PFO 致反常脑梗死有较高的复发率,年复发率为 1.9%~16%。

治疗上,对证实有静脉血栓形成、高凝状态者,如卵圆孔分流程度较轻,可口服抗凝治疗;如 PFO 分流小,无静脉血栓形成可口服抗血小板制剂(如阿司匹林、抵克力得等);对于分流较重、符合反常栓塞标准(即前述 PFO 致脑栓塞三条件)者,可行皮下经导管置入伞状物或卵圆孔修补术以封闭未闭的卵圆孔,防止复发。

4.镰状细胞病

镰状细胞病即血红蛋白 S(HbS)纯合子,是血红蛋白 β 珠蛋白链第 6 位谷氨酸被缬氨酸替代所致的异常血红蛋白病。患者可并发脑缺血,且常表现为无症状性脑梗死,也可表现为 Moyamoya 综合征。发病年龄多在 15 岁左右或更小。临床表现除脑缺血以外尚有苍白、黄疸、肝、脾肿大、发育不良等,及因镰状细胞造成各脏器微循环功能障碍的表现如腹痛、气急、肾区痛、血尿等;此外也可有手、足、关节骨骼肿痛及下肢溃疡等。实验室检查 Hb 多在 50g/L~100g/L 间,重硫酸钠镰变试验可见大量镰状红细胞。M 碱性条件下电泳,可发现位于 HbA 或 A2 之间的 HbS。本病本身无特殊治疗,可补充叶酸、积极预防感染和缺氧,溶血发作时应输血,并发脑缺血可进行血球分离血浆回输等治疗。

5.体内体液抗凝机制异常

体内抗凝机制可分为体液抗凝机制和细胞抗凝机制。体液抗凝机制主要包括丝氨酸蛋白酶抑制物、激活的辅助因子抑制物与外源性途径抑制物三大类。年轻人缺血性卒中与丝氨酸蛋白抑制物之抗凝血酶Ⅲ(AT-Ⅲ)、内凝血途径辅助因子抑制物之蛋白 C 系统功能障碍及缺乏有关。

(1)AT-Ⅲ血浆中凝血酶抑制活性的 50%~67% 是 AT-Ⅲ作用的结果,其作用机制为其近羧基端的一个精氨酸残基与丝氨酸蛋白酶活性部位结合形成复合物;作用环节包括灭活 Ⅹa、凝血酶、Ⅸa、Ⅺa、Ⅻa、激肽释放酶及纤溶酶等丝氨酸蛋白酶。先天性 AT-Ⅲ缺乏症是一种常见染色体显性遗传病,该病可并发缺血性卒中;严重肝功能衰竭、肾病综合征、口服避孕药、肝素治疗、弥漫性血管内凝血(DIC)、白血病和糖尿病等所造成的继发性AT-Ⅲ缺乏,也可致脑缺血。AT-Ⅲ缺乏者发生急性脑血栓形成或栓塞可先用肝素治疗,其后用华法林长期口服治疗。

(2)蛋白C系统 蛋白C系统包括蛋白质C、凝血酶调制蛋白、蛋白质S与激活的蛋白质C抑制物。蛋白质C受凝血酶激活,协同参与反应的有凝血酶调制蛋白和因子Ⅴa轻链,激活产生激活的蛋白质C(APC)。APC可灭活因子Ⅷ、Ca^{2+}、Ⅴa和Ⅹa,结果反馈地抑制凝血酶和促进组织型纤溶酶原激活物(t-PA)激活。蛋白质S缺乏可能是有明显家族史的年轻人缺血卒中的病因之一。遗传性蛋白S缺乏症是特发性静脉血栓形成的重要原因,约占总数5%以上。严重肝病、肾病综合征、DIC、手术后、妊娠等均可导致继发性蛋白质C、蛋白质C缺乏,其皆与缺血性卒中有关,并发缺血性卒中者可予肝素及口服华法林治疗。

6.偏头痛性脑梗死(MCI)

偏头痛是年轻人常见的疾病,Welth将偏头痛与卒中的关系分为4型:

(1)偏头痛与卒中共存,系指卒中发生必需与一次典型偏头痛发作在时间上是远隔的。

(2)偏头痛诱发卒中,即MCI,必需符合以下标准:①神经功能缺失征酷似以往偏头痛发作的症状。②卒中发生在典型偏头痛发作时。③虽可存在卒中的危险因素,但无卒中的病因存在。

(3)具有偏头痛特征的卒中,指出现典型偏头痛的临床特征,但脑结构损害与偏头痛发病机制无关。本症可分为:①确定的偏头痛,患者有CNS或脑血管的结构性损害,引起偏头痛典型症状并有神经功能缺失先兆,具有代表性的是脑动-静脉畸形(AVM)。②新发作的偏头痛。

(4)其他,如伴有脑局灶症状的偏头痛,可因局限性脑炎引起等。

MCI的发生机制 其发病机制为:①Leao皮质扩布性抑制(CSD)致局部脑血流量扩布性减少。CSD是一种短暂性去极化波,经皮质以3~5mm/min的速度扩布。②血管痉挛、血管壁损伤导致血栓形成。③凝血因素,偏头痛先兆期血小板聚集性(PtAg)增强,由此可能诱发缺血性卒中。

MCI临床表现主要为头痛及局灶性神经功能缺失征,如视力障碍、头痛对侧锥体束征、偏身感觉障碍及言语障碍等。神经影像学可发现脑梗死。梗死灶多位于大脑后动脉供血区。偏头痛性脑梗死预后较好。

治疗MCI可据可能的机制而进行干预。

7.结节性多动脉炎

结节性多动脉炎是一种原因不明的中小动脉的炎性疾患。主要病理变化为中小动脉各层的水肿、渗出,继而白细胞浸润,最后弹力纤维坏死、断裂,结缔组织增生、血管闭塞,甚至血栓形成。本病主要症状为低热、腹痛、肾损害、皮疹、心动过速、体重减轻。典型病例出现皮下结节,结节如黄豆大小,疼痛或压痛,一个或多个,沿动脉排列,或不规则地聚集在血管旁。约7%患者并发缺血性卒中。并发脑缺血时可出现供血动脉闭塞相应脑部的局灶性神经功能缺失征,如偏瘫、失语、偏盲,甚至锥体外系症状。结节性多动脉炎患者出现神经功能缺失症状应考虑其并发脑缺血性卒中的可能,确诊需作皮下结节或肌肉活检。治疗可用肾上腺皮质激素和(或)环磷酰胺,经此治疗5年生存率约为80%。

8. Sneddon 综合征

Sneddon(1965)描述了以卒中和全身网状青斑共存为特征的非炎性进行性血管病,发病可呈家族性或具遗传性,发病年龄多在 40 岁左右,与抗心磷脂抗体综合征可重叠出现。网状青斑可见于四肢或躯干。缺血性脑血管病多表现为广泛的白质病变和多发的皮质下腔隙性梗死。血清免疫学检测多正常(抗核抗体、类风湿因子、循环免疫复合物等)。DSA 可发现中等大小动脉狭窄。皮肤血管活检对诊断具有重要价值,病理可见小动脉平滑肌呈增殖性改变,内弹力层间断性破坏。网状青斑不仅见于 Sneddon 综合征,也可见于胶原性血管病(结节性多动脉炎、类风湿、红斑狼疮等)、血液疾病、感染性疾病等,应注意鉴别。Sneddon 综合征治疗采用肾上腺皮质激素或环磷酰胺,也可试用抗血小板药物。

9. 线粒体脑肌病伴乳酸酸中毒和卒中样发作(MELAS)

本病属线粒体脑肌病常见临床分型之一(CPEO 型,慢性进行性眼外肌麻痹;KSS 型,眼外肌麻痹、视网膜色素变性、心脏传导阻滞及小脑症状;MERRF 型,肌阵挛、癫痫、共济失调、肌无力;MELAS 型,脑肌病伴乳酸酸中毒和卒中样发作),多系 mtDNA 之 3243 位 A-G 点突变使编码亮氨酸的 tRNA 发生突变所致。卒中发病机制存在两种理论,一种理论认为,神经细胞自身代谢紊乱伴继发性能量生成障碍;另一种理论认为是血管源性障碍。

(1)临床表现

本病发病年龄多于 4 岁~11 岁,最大发病年龄可为 40 岁左右。无性别差异。临床常见症状为运动不能耐受,即活动后肢体无力加重,活动后头痛、呕吐。卒中样发作以缺血性卒中居多,可出现缺血脑区相应的神经功能缺失症。运动耐受性差除累及肢体外,也可累及眼外肌及构音肌。患者常有身材矮小、小脑性共济失调、智力下降、听力减退、多毛、肝功能异常、内分泌及心血管功能异常等,也可于手掌足底出现特征性丘疹样紫癜。发病年龄与预后密切相关,10 岁前发病者多于 18 岁前死亡,10 岁后发病者 30 岁后仍存活。

(2)实验室检查

①血、脑脊液乳酸含量增多,特别是血乳酸运动试验出现运动后乳酸水平较正常人明显升高。

②肌肉活检和肌酶谱。肌活检常规 HE 染色可见散在发暗肌纤维,内膜间隙扩大及深染颗粒。MGT 染色可见不整红边纤维(RRF),该染色诊断价值较高。琥珀酸脱氢酶(SDH)染色血管浓染,称 SDH 反应性血管。NADH-TR 染色可见对氧化酶阳性反应的深蓝色颗粒沉积,即线粒体聚集。电镜可见肌浆膜下和肌原纤维间线粒体呈灶性增多,形态异常,也可见晶格状包涵体。肌酶谱增高,提示肌源性肌损害。

③脑活检。脑组织呈海绵状改变,皮质呈层状坏死,即选择性损害大脑皮质第 2~5 层神经元,白质脱髓鞘,神经元内线粒体异常增多。

④近年采用 PCR 法对白细胞和尿中上皮细胞进行检测可发现 tRNA 基因上第 3243 号位核苷酸点突变。

临床上也可见到 MEIAS 可无症状或仅以感音性耳聋为表现的病例。

(3)神经影像学检查

头颅 CT、MRI 示:①基底节区包括苍白球、壳核和尾状核头部钙化;②以灰质及皮质下白质为中心的梗死样改变;③沿脑回走行的线状低密度或长 T1、长 T2 信号,反映皮质的层状坏死;④DSA 无血管闭塞表现。

(4)诊断及鉴别诊断

凡患者出现脑、肌肉症状,血乳酸或脑脊液乳酸升高伴卒中样发作者均应考虑 MEIAS,肌活检组化染色可见不整红边纤维(RRF)(MGT 染色)及基底节钙化、皮质梗死沿脑回呈线状分布等种种影像学改变均支持本病诊断。本病出现基底节钙化影像学表现时,需与 Fahr 病或 Fahr 综合征鉴别。出现智力低下,脑梗死等需与同型半胱氨酸血症鉴别。

(5)治疗

MELAS 的中心病理学是线粒体功能低下,以致产生能量供应不足。目前主要针对代谢途径进行治疗:

①增加 ATP 的产生。这类药物包括辅酶 Q 及其泛醌衍生物、维生素、皮质类固醇等。辅酶 Q 及其泛醌衍生物:泛醌类化合物用于治疗 MELAS 主要通过逆还原为羟化泛醌,产生的泛醌氧化还原时可使电子通过旁路传递;泛醌本身作为旁路活性氧化还原池等途径起作用。辅酶 Q 剂量为 60~50mg/d。另一种苯泛醌衍生物 Idebenone 也用于治疗 MELAS,Idebenone 剂量90mg/d。维生素类:K 族维生素中 Vit K_1 和 Vit K_3 为辅 Q 的奈泛醌类似物,二者可试用于 MELAS 的治疗中,注意在妊娠期和抗凝治疗时禁用,以防止溶血性贫血出现。VitB1 为呼吸链的底物可促使 NADH 的产生,也可合并 VitB2 用于 MELAS 治疗。皮质类固醇:通过抑制磷酸酶的活性和稳定细胞膜的作用来治疗 MEIAS。注意皮质类固醇治疗 MELAS 时有药物依赖性,停药后病情可能恶化,此外在治疗中个别患者可能出现致死性酸中毒。其他药物:二氯醋酸是一种降糖药,有报道使用 12.5~100mg/d 治 MELAS,可使血、CSF 中乳酸含量减少,症状部分缓解。

②对症治疗。

③基因治疗是今后研究的方向。

10.伴皮质下梗死及白质脑病的常染色体显性遗传性脑动脉病(CADASIL)

Van Bogaert 最早描述了本病,其后 Sourander 和 Walinder 对本病在一血管性痴呆的家族中的发病情况作了详尽描述,Tourmer Lasserve 等将其命名为 CADASIL。现已明确本病是与年轻人缺血性卒中及偏头痛样头痛密切相关的疾病,病程中反复出现脑皮质下缺血性卒中致病情呈阶梯状恶化并逐渐出现以额叶受损为特征的痴呆综合征,最终使患者存活率降低。

现已明确 CADSIL 系 Notch3 基因缺陷所致,该基因定位于染色体 19q12。此与偏瘫性偏头痛(MLH)、遗传性发作性小脑共济失调(HPCA)属等位基因。

(1)临床表现

本病平均发病年龄在 24~48 岁左右,多呈家族发病,临床上常见三大主要症状,即反复发作的皮质下梗死或 TIA、进行性血管性痴呆及偏头痛样头痛。三大主要症状在病程中出现顺序一般依次为偏头痛样头痛、皮质下梗死或 TIA 和痴呆。偏头痛样头痛是常见的首发症状,平均发生年龄在 28 岁左右。多数患者出现反复发作的皮质下梗死及 TIA。随缺血的发作次数增加,约近半数者出现进行性血管性痴呆,在痴呆病例中约半数可出现典型额叶受损的智力损害表现。除以上三大主要症状外,还可出现轻重不一的认知功能障碍、假性球麻痹、癫痫、感音性听力减退等症状,疾病晚期多有抑郁症状出现。

本病临床重要的特征是无血管疾病危险因素的存在。

(2)神经影像学

MRI对本病诊断具有重要价值。MRI表现为小而深、边界清晰的短T_1、长T_2信号,提示小而深的梗死;长T_2灶多位于白质区。病灶可大可小,对称存在,以颞前区和外囊处多见,也有人描述病灶位置常位于基底节区和脑室周白质区。小脑、脑干也可受累。无论症状是否存在,MRI均可发现病灶。

脑血管造影多正常,一般不主张作脑血管造影。

(3)病理

白质显著萎缩及弥漫性脱髓鞘,多发小囊状梗死。腔隙可见于中央灰质、白质和脑桥。小动脉如软脑膜动脉、脑内小动脉之动脉壁增厚,可见具相对特异性非淀粉样嗜酸硅沉积物,内弹力层增厚。有人认为这种小动脉损害也可见于脊髓或其他脏器。总之,病理上本病表现为一种广泛累及脑白质、基底节穿动脉和软脑膜动脉的小动脉血管病。电镜可见脑小动脉中层和弹力层间颗粒状嗜铬物质(GEOM)。外周皮肤、肌肉也可见GEOM,此可为确诊本病提供依据。

(4)诊断和鉴别诊断

年轻人随年龄增大顺序出现偏头痛样头痛、反复发作的皮质下梗死或TIA及血管性痴呆等症时应考虑到本病,MRI在脑白质和基底节区呈现多个大小不等的短T_1、长T_2信号支持本病诊断。确诊本病需作皮肤活检电镜检查,查见GEOM。如条件允许,尽可能明确Notch3基因突变。本病极易与Binswanger病(BD)相混。BD是一种综合征,而非独立疾病,CADASIL可能为该综合征病因之一,BD在临床表现、神经影像学检查与CADASIL极其相似。一般BD发病年龄多为壮年或老年,且常伴血管疾病危险因素如高血压等。

治疗上本病尚缺乏特殊治疗方法。

11.抗磷脂抗体(APLA)

APLA是一组存在于循环血清中能与磷脂特性结合的多克隆免疫球蛋白,主要包括抗心磷脂抗体(ACL)和狼疮抗凝物(LA)。目前认为ACL滴度持续性升高或IA持续阳性为年轻人缺血性卒中的独立危险因素。抗磷脂抗体在缺血性卒中中可能的机制是其直接或通过辅助因子(β_2糖蛋白I,β_2GPI)与体内的血管内皮细胞、血小板及神经元中的磷脂成分发生作用,促进内皮细胞膜磷脂结构破坏,使蛋白C及蛋白S的功能降低,前列环素(PGI_2)分泌减少,血小板聚集性增加,从而促进血栓形成。临床上,与抗磷脂抗体相关的缺血卒中患者以年轻女性多见。最常见的症状是不同形式的TIA,以伴或不伴视网膜动脉、静脉闭塞、一过性黑矇最为多见。卒中样症状常见于伴有偏头痛、高脂血症和抗核抗体阳性的患者。1/3者存在血小板减少症。患者其他血管疾病危险因素如高血压、高胆固醇血症、糖尿病等相对少见或缺如。发生缺血性卒中具有多灶性和复发性特点。除卒中外,尚有网状青斑、习惯性流产、血小板减少症、舞蹈病和心瓣膜赘生物等。治疗:①抑制自身免疫。包括类固醇激素、免疫抑制剂、血浆置换和γ-球蛋白。伴血小板减少者常需用γ-球蛋白。②抗血小板。③抗凝剂。

12.高同型半胱氨酸血症(HHCY)

HHCY 是年轻人缺血性卒中的一个独立危险因素已被证实。HHCY 的形成机制：

(1) MTHFR 基因(即 N5,N10-亚甲基四氢叶酸还原酶基因)于 C677T 发生突变。

(2)维生素类缺乏，包括叶酸，Vit B_{12} 和 Vit B_6 等。维生素是同型半胱氨酸(HCY)分解代谢酶的辅酶，其缺乏可造成 HHCY。

(3)慢性肾功能不全。HHCY 可通过以下机制致缺血性脑血管疾病：①干预纤溶系统，使机体纤溶活性降低。蛋氨酸负荷试验中 HHCY 者，其 t-PA 活性降低，纤溶酶原抑制物-1(PAI-1)水平较低，血浆纤溶活性低下；②破坏血管内皮；③使血小板聚集性升高。对年轻人缺血性卒中者如无明确病因或危险因素，应作蛋氨酸负荷试验。如发现 HHCY，应考虑HHCY 致缺血性卒中的可能。特异性的实验室检查包括蛋氨酸负荷试验后 HCY 水平测定，采用 PCR 法检测 MTHFR 基因突变。治疗可试用维生素 B_6、叶酸和 Vit B_{12}，一般使 HCY 水平降至正常的治疗时间约为 6 周至 15 周。

总之，年轻人缺血性卒中并非少见，其在病因学和危险因素与老年缺血性卒中有很大的区别。这些病因和危险因素多数可以控制，因此临床上加强对年轻人缺血性卒中的认识实有必要。应积极开展相关实验室检查，如凝血、纤溶系统指标(APTT、TT、PT、纤维蛋白原、t-PA、PAI-1、D-二聚体、AT-Ⅲ、蛋白 C 和蛋白 s 等)，免疫学指标(抗磷脂抗体)，分子生物学指标(PCR 法检测 MEIAS 的 tRNA 基因、CADASIL 的 Notch3 基因、HHCY 的 MTHFR 基因等)，以提高对年轻人缺血性卒中的诊治水平。

第二节 脑微循环障碍

一、概述

微循环系指器官和组织内的血流和淋巴循环，目前主要研究的是微血液循环，它是介于微动脉和微静脉之间的循环。各器官的微血管从表面上看似乎是完全相似的功能，但实际上它们的构型、结构、功能各有独特的标志，它们的血管壁内皮细胞、基底膜以及平滑肌细胞的反应性各不相同。

脑的微循环由管径 $200\mu m$ 以下的微动脉、毛细血管和小静脉的血管网所组成，主要功能是调节脑血流量、运输氧及营养物质并排除代谢产物。血脑屏障是脑微循环的一个重要结构特点，除了具有一般微循环的功能外，还具有阻止毒性物质进入脑组织，防止体循环内的神经递质和激素的影响，维持脑内水电解质平衡等作用。

二、脑微循环的解剖及功能特点

脑组织代谢率极高，其耗氧量在安静时约占全身耗氧量的 20%，正常安静时脑血管流量约占心输出量的 13%，而脑组织又不能贮存能量，就必需从连续不断的血液中得到能量。从而决定了脑具有包括微循环在内的丰富的血循环系统，每立方厘米脑组织(约 100 000 个神经元)约有 1000cm 的毛细血管网，灰质内的毛细血管密度明显高于白质。而且灰质的毛细血管壁比白质的要薄。这些毛细血管网与两端的微动脉、微静脉构成了许多动静脉柱——微循的基本形式，它们沿皮质表面向脑室周围血管丛呈垂直走行。

穿行于脑实质的小动脉在中枢神经系统内血管反应性最活跃，参与脑血供的调节。脑微循环受局部体液（包括缺氧、二氧化碳过高、局部温度）、脑血管自动调节及神经等多种因素的调节，尤其是 cO_2 过高起主要调节作用。

脑实质内小动脉在老年时发生伸展、延长、弯曲，可有螺旋状，并有血窦形成。较大的微动脉及脑内和脑外的动脉均有中层纤维化，并失去弹性。这些变化从55岁以后逐渐加重。微循环的变化更加重要，在老化过程中，白质的毛细血管壁逐渐变薄直至与灰质相等；白质的脑血流量不受年龄影响，而灰质的脑血流量随年龄增加而减少。

三、脑微循环障碍与疾病的关系

脑微循环障碍在许多脑疾病的发生发展中起很大作用，它既可以是疾病的起病因素，如皮质下动脉硬化性脑病；又可以是疾病的结果，这种结果又能反过来加快疾病的病程，如脑梗死、脑出血、脑外伤等。许多因素可以引起脑微循环障碍，如微血管壁病变、高血液黏度、红细胞的变形能力减弱、红细胞压积升高、血浆纤维蛋白原的增高、血压的明显下降等等，动物实验证明，改善这些因素就可改善脑的局部血流量，缩小脑梗死的范围；临床上通过测定患者的 rCBF 也证实了这点。

四、皮质下动脉硬化性脑病

皮质下动脉硬化性脑病（SAE）是一种独立的疾病或脑血管病的一种类型，目前还无定论，所以尚无明确的定义。

1. 临床表现

本病好发于55～75岁，男女均等，呈急性、亚急性或慢性起病，然后在5～10年以缓慢进展，中间可有一定的平稳或缓解。以缓慢出现的精神障碍以及失语、偏瘫、偏身感觉障碍、偏盲、假性球麻痹等表现为特征。还可以出现震颤、肌张力增高、舞蹈症等锥体外系症状及小脑性共济失调症状。

2. 病因

（1）高血压

大多数学者认为高血压是腔隙状态的重要原因，长期和严重增高的血压可使穿动脉发生变性，导致深部梗死和白质病灶。动物实验中已经证实高血压可破坏血脑屏障，增加血管的通透性。

（2）淀粉样血管病

（3）常染色体显性遗传的脑血管病合并皮质下梗死和白质脑病（CADASIL）

发病家族的基因连锁研究证实，病变基因位点在常染色体 19 q12。发病年龄40～60岁，血压基本正常，主要表现为轻重不同的卒中发作、偏头痛样的头痛发作和进行性痴呆。头颅CT 或 MRI 检查可见与皮质下动脉硬化性脑病一样的深部梗死和广泛的白质病灶。病理检查可见病变主要累及脑小动脉，内膜下纤维增生和透明变性，使动脉壁增厚，管腔狭窄。

（4）皮肤弹性假性黄色瘤

为一种常染色体隐性遗传病。

（5）其他

包括糖尿病、高脂血症、真性红细胞增多症及其他原因所致的血液的高凝状态等。

3. 病理

病变主要累及大脑和小脑半球的白质,脑沟和脑回外观基本正常,胼胝体明显变薄,脑室扩大。在基底节、丘脑、脑桥和小脑白质内可见多发性腔隙性梗死灶。

光镜下可见基底节、丘脑、脑桥和侧脑室周围白质内散在分布的坏死病灶,伴有少突胶质细胞减少和星形胶质细胞增生。髓鞘染色可见放射冠一半卵圆中心及脑室周围白质广泛、对称性的脱髓鞘改变,损害最重的依次是额叶、颞叶、顶叶、枕叶。血管病变主要是脑中线结构内的深穿动脉的动脉壁增厚和玻璃样变,内膜纤维增生,外膜纤维化以及内弹力层断裂。

4. 实验室检查

头颅 CT 显示侧脑室周围、放射冠和半卵圆中心散在的斑片状低密度灶;基底节、丘脑、脑桥及小脑可见多发性腔隙状态;脑室扩大,脑沟增宽,呈轻度脑积水改变。

MRI 检查显示侧脑室深部及半卵圆中心白质散在的 T_1 加权像低信号、T_2 加权像高信号病灶,无占位效应;有脑萎缩改变。

5. 诊断和鉴别诊断

中老年有高血压、动脉硬化、糖尿病、高脂血症等危险因素存在,出现慢性进展性痴呆和偏瘫、失语、小脑性共济失调、帕金森综合征、假性球麻痹等表现,头颅 CT 及 MRI 显示脑室周围、半卵圆中心、基底节、小脑等有散在病灶,除外其他类型的白质脑病。符合上述条件可考虑本病。本病应与其他病因所致白质低密度的疾病鉴别。

6. 治疗

治疗原则为控制危险因素、改善脑循环尤其是微循环、降低血黏度、维持凝血纤溶平衡及神经保护治疗。

7. 预后

本病自然病程 1~2 年,平均生存期 5 年。

第三节 颅内静脉和静脉窦血栓形成

一、概述

由于诊断技术手段的限制,很长时期对颅内静脉和静脉窦血栓形成的认识不足,依靠尸检病理发现对于临床表现的回顾性分析往往只能对病情十分严重的病例有所认识,据此而积累的经验对病理改变不是十分严重病例的临床诊断未能起到很大的作用,因此颅内静脉和静脉窦血栓形成的临床检出率较低。随着诊断技术的进步,血管造影和 CT 应用于临床,特别是 MRI 在临床的普及,对颅内静脉和静脉窦血栓形成加深了认识,并促进了治疗学的进步。

硬脑膜窦和脑静脉组成颅内静脉系统。脑内汇入静脉的毛细血管血液,通过脑表面和内部的静脉离开脑,引流至硬脑膜窦,窦内血液可经颈内静脉、头臂静脉和上腔静脉回到心脏,小部分血液经由椎管的静脉丛或由硬脑膜窦内流经颅骨板障静脉和头皮静脉再回到心脏。

颅内大的硬脑膜窦(或静脉窦)主要有 5 个:①上矢状窦:位于大脑镰的上缘,前始自额骨的鸡冠,向后在枕内粗隆处与侧窦相沟通,接收大脑上静脉分支的血液(即半球背外侧面和内侧面血液),并在脑脊液重吸收过程中起着重要作用。②下矢状窦:位于大脑镰下缘的后半部,在小脑幕处与直窦相通。③直窦:位于大脑镰与小脑幕连接处,接收来自下矢状窦、小脑上静脉和大脑大静脉的血液,向后与上矢状窦的后端融合而称窦汇。④侧窦:位于枕内粗隆两侧,围绕颞骨乳突而呈乙字形(该处又称乙状窦),与颈内静脉沟通。⑤海绵窦:位于蝶鞍两侧,内部结缔组织似海绵状,有颈内动脉和数支脑神经由此通过。接收眼静脉、蝶顶窦、大脑中静脉和下静脉的血液,并与岩上、下窦相通,将血液导入颈内静脉。两侧海绵窦环绕垂体相通呈环状,称环窦。

脑部静脉由脑外静脉和脑内静脉组成。脑外静脉引流大脑皮质和皮质下白质以及基底节和丘脑下半部血液,主要有:①大脑上静脉:由大脑背上静脉和大脑内上静脉组成,分别引流大脑半球凸面背侧和大部分内侧面的血液,均汇入上矢状窦。②大脑下静脉:引流大脑半球凸面下部以及颞叶和枕叶外侧底部的血液,汇入侧窦。③大脑前静脉:引流眶叶、额叶内侧和胼胝体嘴侧的血液,汇入直窦。④大脑中静脉:分为深、浅两支。深静脉引流侧裂内各脑回的血液,浅静脉引流侧裂周围脑回以及额叶外侧面和眶叶外侧脑回的血液。浅静脉汇入海绵窦,深静脉汇入Rosenthal基底静脉。深浅静脉相互吻合。⑤大脑后静脉和Rosenthal基底静脉:大脑后静脉接收距状区血液;Rosenthal基底静脉接收大脑中静脉血液,向后与大脑后静脉和大脑内静脉汇聚成大脑大静脉(Galen静脉),汇入直窦。脑内静脉引流大部分白质以及基底节和丘脑上半部的血液,它们穿过深部白质走向侧脑室壁,在壁内形成吻合支并与丘纹静脉相连,额叶内侧的白质静脉向后加入透明隔静脉。丘纹静脉向前走行在室间孔处与透明隔静脉和脉络丛静脉汇合,形成大脑内静脉。大脑内静脉再向后与Rosenthal基底静脉和大脑后静脉汇合成Galen大静脉,小脑背内侧静脉也汇入此静脉,最后汇入直窦。

如果颅内静脉或静脉窦内血栓形成使静脉回流受阻,引流区域内的小静脉和毛细血管就会淤血,导致脑组织水肿、梗死和/或出血,静脉系统阻塞所导致的脑梗死常为出血性梗死。静脉的入窦口处血栓形成是发生阻塞的必要条件,仅局限于窦内的血栓可不产生临床症状,脑静脉血栓多由窦血栓扩展而形成,单纯脑静脉血栓形成少见。

二、临床表现

1. 上矢状窦血栓形成

上矢状窦血栓形成产生的临床症状和体征取决于血栓形成的速度和静脉系统受累及的范围。上矢状窦血栓形成导致脑静脉内压升高、脑脊液回吸收障碍,造成颅内压升高,患者早期表现颅内高压的症状和体征,如头痛、呕吐和视乳头水肿。假如血栓扩展至皮质表浅静脉,患者脑水肿加重,可发生脑梗死和/或脑出血而呈现相应于病灶部位的症状和体征,如:局部或全身性痫性发作,肢体肌无力或感觉障碍,视力减退,失语,并可出现不同程度的意识障碍。如果血栓形成较快、累及范围较宽,上述症状可很快发生并同时存在。也有少数患者血栓进展较慢、累及部位局限,在临床上仅表现轻微头痛而无任何阳性体征。大部分上矢状窦血栓形成患者病情进展速度和临床症状严重程度介于上述两个极端之间。

上矢状窦血栓形成漏诊的主要原因是由于临床医师对于本病没有足够的重视。上矢状窦血栓形成在临床上无特殊的症状和体征,相应的症状又往往被原发疾病的症状掩盖,临床医师接诊患者时很难首先考虑到本病。如果患者处于产褥期,或长期服用避孕药,或有Behcet病史,而临床表现逐渐加重的头痛,局部或全身性痫性发作,肢体瘫痪或感觉障碍等局部脑损害的症状,不同程度的意识障碍,应考虑上矢状窦血栓形成的可能性。新生儿有窒息缺氧、脱水或头部外伤的病史,当出现痫性发作时,也应怀疑上矢状窦血栓形成。可由MRI或MR静脉造影或数字减影血管造影证实。

2. 侧窦血栓形成

侧窦血栓形成可波及邻近的静脉窦或引流静脉,邻近的静脉窦血栓形成也可扩展至侧窦。侧窦血栓形成多首先表现颅内高压的症状和体征,严重者可有不同程度的意识障碍。如血栓波及大脑下静脉,患者可有眩晕、耳鸣和平衡障碍,也可有局部痫性发作、病灶对侧中枢性面瘫和上肢瘫或偏侧肢体瘫痪,可有病灶同侧肢体的小脑性共济失调。如累及脑内静脉,可造成半球深部白质、基底节和丘脑等处的血液回流障碍,在基底节区发生梗死或出血性梗死而表现相应的症状和体征。侧窦血栓形成可继发于中耳炎、乳突炎、咽炎、扁桃体炎或邻近头皮感染,具有这些病史的患者出现前述症状时更应重视鉴别诊断。MRI或MR静脉造影可确诊。

3. 海绵窦血栓形成

海绵窦血栓形成可造成眼静脉回流障碍,眼眶内淤血、液体渗出,经过海绵窦的Ⅲ、Ⅳ、Ⅵ对脑神经和第Ⅴ对脑神经眼支受损害,从而表现球结膜水肿、眼球突出和眼肌麻痹,常有眶部和眶后疼痛,可有眼底静脉淤血和视乳头水肿,视力一般不受影响。病初可先为一侧受损,多数患者在数日内波及对侧。严重者可有脑膜炎性改变,呈现脑膜刺激征。

海绵窦血栓形成多为邻近的局部感染造成。面部"危险三角"的皮肤感染可经眼静脉,中耳感染可经岩窦,牙龈、上颌窦、咽部和扁桃体感染可经翼静脉丛或颈静脉丛,最后波及海绵窦引起炎症性血栓形成。蝶窦炎症可直接侵及海绵窦。

三、诊断

有相当多的颅内静脉和静脉窦血栓形成患者仅有颅内压升高的临床表现,容易误诊为颅内高压或假脑瘤综合征,在做出最后诊断前须行影像学检查确定。当病情进展较快、存在较严重的颅内高压时,可有不同程度的意识障碍,须与脑炎、脑膜炎相鉴别。当患者表现局部脑损害的症状和体征时,应注意脑损害范围是否与某脑静脉引流区域相吻合,此外颅内静脉和静脉窦血栓形成患者在局灶脑损害症状出现前往往有颅内高压表现。患者表现急性卒中而有下述临床特点应考虑到颅内静脉和静脉窦血栓形成:①双侧大脑半球上部或丘脑的梗死或出血;②表现出血性梗死而其部位与任一动脉分支分布范围不相吻合;③较持续的癫痫发作;④病史中有导致颅内静脉和静脉窦血栓形的危险因素存在;⑤卒中前有较突出的、持续数日的头痛。海绵窦血栓形成有特殊的症状和体征,如眼球突出、球结膜水肿和眼肌麻痹,诊断较容易。

影像学检查,特别是MRI对临床确诊颅内静脉和静脉窦血栓形成有非常重要的价值。颅脑CT扫描可排除颅内其他病变,如肿瘤、动脉性梗死或出血等,但对确定颅内静脉和静脉窦血栓形成的价值不大。数字减影血管造影静脉相可显示静脉窦部分或完全缺损而作为静脉窦血栓形成的诊断依据。然而须注意,有部分正常人可存在上矢状窦前部或一侧副窦的发育不良。上矢状窦后部、深部静脉窦和多个静脉窦的不显影可确诊静脉窦血栓形成。MRI检查优于血管造影,因其不仅可观察到静脉窦内血流的中断,还可直接观察到栓子以及颅内其他变化,应作为疑诊颅内静脉和静脉窦血栓形成患者的首选检查。

四、病因

颅内静脉和静脉窦血栓形成的病因有：感染、炎症、静脉窦结构损伤、血液系统疾病、混合性因素和原发性。由于抗生素的应用，感染引起的颅内静脉和静脉窦血栓形成的发病率有所降低。然而，仍应注意检查患者头面部皮肤、咽部、鼻部和耳部，以除外局部感染引起的静脉和静脉窦血栓形成。面部蜂窝组织炎或蝶窦炎症的扩散仍是海绵窦血栓形成的最常见病因。炎症性因素包括结缔组织疾病（如系统性红斑狼疮）、Behcet病和类肉瘤病等。通常颅内静脉和静脉窦血栓形成的症状出现于上述疾病症状之后，但也有颅内静脉和静脉窦血栓形成作为首发症状的病例报道。头部外伤和颅内手术是导致颅内静脉窦损伤的主要因素。其他一些因素，如肿瘤、脑膜癌瘤病和蛛网膜囊肿等也可导致静脉窦结构受损。产后、妊娠或长期口服避孕药引起的血液高凝状态是导致妇女发生颅内静脉和静脉窦血栓形成的最常见原因。其他原因引起的血液高黏滞状态也可能导致颅内静脉和静脉窦血栓形成。严重脱水，心功能衰竭和婴儿窒息等是导致颅内静脉和静脉窦血栓形成的混合性因素。部分病例可能查不出明确病因。

五、治疗

1.原发疾病的治疗

2.对症处理

3.抗凝和溶栓治疗

(1)肝素抗凝治疗。

以往对肝素抗凝治疗本病存在很大的争论，集中在肝素抗凝治疗是否会诱发或加重脑出血。近年许多研究表明，肝素抗凝治疗可大大降低颅内静脉和静脉窦血栓形成患者的死亡率，对于存在或不存在颅内出血的患者均是如此。有的研究者认为，静脉性出血性梗死不应作为肝素抗凝治疗的禁忌证，因为静脉阻塞后由于静脉高压导致毛细血管淤血而发生渗出性出血，肝素可阻止血栓进展、改善静脉引流、降低毛细血管内压，不会加重出血，甚至可能减轻出血。目前一般认为，除大量的脑叶出血、严重的脑水肿和蛛网膜下隙出血，对颅内静脉和静脉窦血栓形成患者应采用肝素抗凝治疗，疗程一般为3～5d。

(2)华法林抗凝治疗。

应在肝素治疗的第二天开始使用，疗程持续数月或至高凝状态改善。

(3)降纤溶栓治疗。

可采用尿激酶、蛇毒制剂或重组纤溶酶原激活剂等治疗。存在颅内出血者禁用降纤溶栓治疗。

使用抗凝和溶栓治疗应注意掌握禁忌证，定时复查各项凝血指标，防止并发症的发生。

第四节 血管性痴呆

一、概述

血管性痴呆(VD)在欧洲和美国是仅次于阿尔茨海默病(AD)的第二位常见痴呆,在亚洲和许多发展中国家 VD 的发病率超过 AD。流行病学研究表明,VD 的发病率随年龄而直线上升,且国家之间有很大差异。我国 65 岁以上老年人中痴呆发病率为 3.9‰,VD 占 68.5% 而居首位。卒中后痴呆的发病率为 31.8%,而卒中相关的痴呆和第一次卒中后痴呆者分别为 28.4% 和 28.9%。引起 VD 的主要危险因素是高血压、糖尿病、心脏病和卒中等。

二、临床表现与临床分型

1. 临床表现

VD 突出的症状是记忆力减退和性格改变。记忆力减退以近记忆力减退明显,远记忆力相对保持完好,随病情进展可出现定向力障碍、思维贫乏、反应迟钝、情感淡漠、不关心外界事物等;性格异常可表现为多疑、妄想、虚构、不拘小节、幼稚行为等。多发性脑梗死性痴呆(MID)由于反复多次的脑梗死而引起局灶性神经症状和体征,可有言语障碍、肢体活动障碍、脑神经损害、假性延髓麻痹等。

2. VD 的临床分型

(1)多发梗死型痴呆:患者有多次卒中病史,脑内存在多个大梗死病灶,临床表现除痴呆症状和体征外,常伴有偏身的感觉和运动障碍,头颅 CT 或 MRI 可见多灶的梗死灶,通常容易被确认。

(2)单个重要部位梗死型痴呆:病灶多见于角回、丘脑和海马,临床可表现为急性起病的痴呆,患者可以只表现为痴呆,而没有感觉和运动障碍,部分患者可伴有失认、失用和失记忆等神经心理障碍。

(3)多发皮质下腔隙梗死型痴呆:患者多数有长期高血压病史,起病形式隐匿或缓慢,临床表现除痴呆外,可伴有感觉障碍、运动障碍、共济失调、假性延髓麻痹和手笨拙讷综合征等,头颅 MRI 可见脑室和基底节旁数个腔隙梗死灶。

(4)皮质下动脉硬化性脑病:患者多缓慢起病,主要表现为全面的脑功能衰退,临床上有脑动脉硬化的症状和体征,CT 或 MRI 显示脑室周围白质病灶。

(5)混合型痴呆:上述 VD 亚型两型或两型以上的混合型。

(6)出血型痴呆:脑出血后患者出现痴呆。

(7) VD 合并 AD:阿尔茨海默病和血管病共同所致的混合性痴呆占痴呆患者的 8%~10%。验至少 3 位数字表现为辅助记忆障碍,间隔 5min 后不能复述 3 个词或 3 件物品名称。

(2)长期记忆障碍:表现可以是不能回忆本人的经历或一些常识。

2. 认知功能损害至少具备下列一项

(1)失语:除经典的各类失语症外,还包括找词困难,表现为缺乏名词和动词的空洞语言;类比性命名困难,表现在 1 min 内能说出动物的名称数,痴呆患者常少于 10 个,且常有重复。

(2)失用:包括观念运动性失用。

(3)失认:包括视觉和触觉性失认。

(4)抽象思维或判断力损害:包括计划、组织、程序及思维能力损害。

B.上述两类认知功能障碍明显干扰了职业和社交活动,或与个人以往相比明显减退。

C.不只是发生于谵妄的病程之中。

D.上述损害不能用其他精神及情感性疾病来解释。

DSM-Ⅳ-R定义的痴呆是一种以发生包括记忆障碍和至少有下列多发性认知缺陷之一:失语、失用、失认或执行功能障碍。此种缺陷要严重到足以影响其职业和社交功能,或先前功能水平较高,现在明显下降。

(二)Ⅷ诊断标准

根据美国加利福尼亚州Alzheimer病诊断和治疗中心(AD-DTC)血管性痴呆诊断标准、英国国家神经病学障碍与中风研究所(NINDs/AIREN)制订的VD诊断标准、判断VD三种诊断标准的比较和Hachinski缺血指数作出Ⅷ的诊断。

表 ADDTC血管性痴呆诊断标准

A.缺血性血管性痴呆的临床诊断必需具备下列条件:

(1)痴呆(符合痴呆的诊断标准);

(2)两次或多次缺血性卒中病史、神经系统体征和/或神经系统影像学检查证据,或1次卒中伴有与痴呆的发生有明显相关资料;

(3)1次或多次小脑以外梗死的证据(CT或MRI);

B.支持缺血性血管性痴呆诊断的证据:

(1)有已知影响认知功能脑区的多发性梗死;

(2)有多次发作的TIA病史;

(3)有脑血管病危险因素的病史(如:高血压、心脏病、糖尿病);

(4)Hachinski缺血程度评分≥7;

c.与缺血性血管性痴呆有关,但尚需进一步研究的临床表现:

(1)早期出现步态障碍和尿失禁;

(2)与年龄不符的脑室周围及深部白质的病变(MRI);

(3)脑电图显示局灶性改变;

D.与缺血性血管性痴呆诊断关系不大的临床表现:

(1)症状进展缓慢;

(2)错觉、精神病、幻觉、妄想;

(3)癫痫发作;

E.不支持缺血性血管性痴呆的临床表现:

(1)经皮质性感觉性失语,不伴神经系统影像学检查中相应的局灶性损害;

(2)认知紊乱但无明确的神经系统症状和体征。

VD的诊断标准:

(根据NINDS/AIREN1993年制订的VD诊断标准)

临床很可能标准：

(1)通过临床及神经心理学检查有充分证据证明有痴呆,同时排除了由意识障碍、谵妄、神经症、严重失语及全身性疾病或脑变性疾病(AD)所引起的痴呆。

(2)有脑血管病的证据：

①临床证明有脑血管病所引起的局灶性体征,如：偏瘫、中枢性舌瘫、病理征、偏身失认、构音障碍等；

②CT 或 MRI 证实有脑血管病的表现：多发性脑梗死和腔隙性脑梗死；

天平法鉴别 VD 和 AD

VD	AD
自知力保持较久	智能呈全面性衰退
局限陛神经症状	人格改变明显,进展快
起病快,阶段性恶化	情感衰退,关心兴趣缩窄
高血压、动脉硬化史	记忆力障碍突出
言语障碍明显	遗忘逐渐发展史
感情脆弱,哭笑更迭	发病慢,呈进展性
人格改变轻,相对缓慢	无神经系定位体征
智能呈斑片状衰退	早起丧失自知力

注：表中各项凡不存在者计 0 分,存在者计 1 分,症状明显者计 2 分,计总分后天平左倾者为 VD,倾向右者为 AD,接近水平者为混合型。

四、病因及发病机制

(一)病因

目前尚不知道发生 VD 的危险因素是否不同于卒中患者中已发现的那些因素,但卒中和年龄增长是发生 VD 最重要的危险因素,卒中自身增加了 9 倍患痴呆的危险性。增加发生 VD 危险性有关的因素还包括：糖尿病、心肌梗死史、高血压、白质病变、脑萎缩、低教育水平等。VD 危险因素多,有些危险因素如高血压、糖尿病、心脏病等是可以治疗或缓解的,这对预防 VD 的发生具有重要意义。

(二)发病机制

1.多发性梗死

多发性梗死性痴呆患者的脑研究显示,梗死灶可在脑皮质、皮质下区域,更常见的是皮质和皮质下同时梗死。多发腔隙性梗死也能引起痴呆,其特点是病灶常常是多发的,多见于壳核、尾状核、视丘、脑桥、内囊和白质内,腔隙大者直径 1.5～2.0cm,小者直径 3～4mm。皮质下痴呆与皮质性痴呆的临床表现有所不同(见下表),皮质下痴呆的患者通常表现为精神运动迟缓、注意力不集中、犹豫不决、精神不振等体征;皮质梗死性痴呆常常表现为记忆缺失、失语、失用、失认等皮质功能障碍的体征。腔隙性梗死常与大脑白质缺血相关,这两种情况通常见于高血压患者。

表 皮质性痴呆与皮质下痴呆的特点

特征	皮质性痴呆	皮质下痴呆
失语、失用、失认、失定向	有	无
记忆	遗忘(记忆障碍)	健忘(回忆障碍)
认知能力	重度受损(不能胜任工作,社交及经济活动受限)	轻中度受损(思维缓慢,解决问题能力下降)
人格	丧失	保持
情感	欣快、易变	淡漠、抑郁
构音障碍	无	有
姿势、步态异常	无	有
运动速度	正常	缓慢
病理改变部位	额、顶、颞、枕叶皮质等	基底节、丘脑、脑干等
CT及MRI	弥漫性脑萎缩、脑室扩大	皮质下局灶受损
PET	皮质糖利用减少	皮质下糖利用减少

2.单个重要部位的梗死

脑的重要部位发生单个梗死也可产生血管性痴呆,常见的重要部位包括角回、丘脑,其他重要脑区域还有尾状核、苍白球和海马区。角回梗死表现为急性发作的言语困难、视空间定向力障碍、失写、记忆丧失。丘脑痴呆时出现嗜睡症、眼肌麻痹、情感淡漠及迟钝,同时有记忆丧失。

3.白质缺血(Binswanger病)

白质缺血是产生血管性痴呆最常见的发病机制。自从CT被引入临床,白质低密度比以前更常见,MRI在显示白质损害方面比CT更敏感。病理学上,白质低密度代表了脱髓鞘区域或这些区域发生了反应性神经胶质增生、玻璃样变或纤维化,以及血管壁增厚的动脉硬化同时伴随着白质内小动脉和穿过白质内的小动脉管腔狭窄,这种病理改变切断了皮质与皮质下中枢之间的不同纤维联系而引起痴呆。

(三)形态学分型

血管性痴呆的形态学分型,见下表。

五、治疗

1.预防性治疗

VD是可治疗和预防的疾病,它是迄今为止惟一的一种可以预防的痴呆类型。对VD最关键的治疗是预防卒中的发生,而预防的关键在于控制引起VD发生的危险因素,如高血压、糖尿病、高血脂、肥胖、吸烟、高盐饮食、高凝状态等。因此,治疗应包括降低血压、治疗糖尿病、降低血脂、减肥、戒烟、低盐饮食、口服阿司匹林改善高凝状态、饮食控制、加强锻炼等。

通过控制高血压可预防MID的发生。治疗收缩型高血压(收缩压高于21.33 kPa,舒张压低于12.67 kPa)比治疗收缩一舒张型高血压(收缩压高于21.33kPa,舒张压高于12.67kPa)更为重要,伴有高血压患者的认知功能改善与收缩压控制有关,当收缩压控制在18kPa～20kPa之间时认知功能稳定,若低于此水平认知功能则下降。

血管性痴呆的形态学分型

经典型多灶脑梗死痴呆(MID)
大血管供应区,尤其是大脑中动脉,大脑中动脉加大脑后动脉等供血范围内的皮质和皮质下白质以及基底节区散在多发性大梗死灶,多累及双侧的大脑半球
关键性梗死型痴呆(SID)
大和中等大小的梗死/缺血灶位于重要的脑功能区:丘脑(大脑后动脉之丘脑穿通支);海马(大脑后动脉)、角回及颞叶底面(大脑前动脉);双侧大脑半球或主侧半球
小血管病型痴呆(SMVD)
(1) Binswanger皮质下动脉硬化性脑病(皮质下白质脑病)
基底节区及大脑半球白质内多发小梗死灶而大脑皮质保留
(2)多发腔隙状态
多发小梗死灶(1.5cm直径);基底节、大脑半球白质、脑桥基底部多发出血灶或小梗死瘢痕
多发皮质一皮质下小梗死灶(混合性脑病)
(3)皮质颗粒萎缩
一侧或双侧大脑半球在大脑前动脉和大脑中动脉交界区多发小出血灶或梗死瘢痕

阿司匹林具有抗血小板聚集的作用,同时它可以改善患者的认知水平,有效预防卒中的发生。阿司匹林的推荐剂量一级预防为160～300mg/d,二级预防为300mg/d,160mg/d以下无抗血栓作用。

2.改善认知功能的药物

传统改善认知功能的药物有脑血管扩张剂、中枢神经兴奋剂等,但疗效均不显著。近年来对以下药物有较多报道。

(1)益智药

脑复康是益智药的代表,近年来又推出不少其他同类药物,如 Oxiracetam、Pramirscetsm、Anaracetam、Etiracetam、Vincamine 和海得琴等。Schneider 等复习 151 篇用海得琴治疗痴呆的临床研究文献,对符合随机、双盲、安慰剂匹配对照、数据统计完善、患者符合痴呆诊断标准的 47 篇文献进行统计,发现海得琴治疗痴呆的疗效优于安慰剂,海得琴对患者的临床脑功能测定和各项神经心理测验均有改善,改善患者行为优于认知功能,对 VD 患者的疗效优于 AD 患者。海得琴推荐剂量为 4mg/d 或更大。

(2)与神经递质有关的药物

VD 的发生与脑内神经递质的异常有很大关系,其中胆碱能系统尤为重要。胆碱能假说认为中枢胆碱系统功能的下降导致了认知功能受损,痴呆患者的认知功能受损程度和乙酰胆碱酯酶(AchE)的活性相对增高及 Ach 合成减少呈正相关,而且胆碱能系统在认知功能的恢复中也起重要作用。Tacrme 是美国第一个公认治疗痴呆的药物,它是一种可逆性抑制剂,常和卵磷脂合用治疗痴呆。Knapp 对 663 例痴呆患者进行 30 周双盲研究,认为 Tacnne 可改善痴呆患者的认知功能,并且具有显著的剂量依赖性,长期疗效也较好。

(3)神经肽及兴奋性氨基酸(EAAs)受体拮抗剂

近年来神经肽的研究给痴呆的治疗带来了新的希望,较目前其他治疗似更有发展前景。研究较多的药物有 AVP、ACTH 及其衍生物和神经生长因子(NGF)。NGF 存在于体内所有组织中,在脑中又以海马和大脑皮质含量最高,它可以促进神经细胞的生长,改善认知功能障碍,故可以治疗痴呆。EAAs 如谷氨酸、甘氨酸参与缺血性脑损害过程,而 EAAs 拮抗剂则可能成为临床治疗 VD 的有效药物。

3.心理治疗

对痴呆的非药物治疗已受重视,并被证实是有效的。在心理治疗中最常用的是行为疗法,它的理论基础是操作性条件反射,即人的一切行为都是习得的反应模式,非适应性行为可以通过学习模式改变。操作性学习模式已成功地应用于有行为障碍的痴呆患者中。成功的行为治疗主要在于对靶行为的了解及对正常行为发生的前驱及后果的分析。治疗步骤包括:(1)确定要改变的行为;(2)确定非条件刺激;(3)确定行为的强化因素;(4)更换强化物以减少不良行为;⑤鼓励新行为,间断性强化使新行为持久。

支持疗法,如环境支持对于痴呆患者也很重要,环境支持包括提供机会使患者感受快乐和爱,减少抑郁和困惑,包括:(1)将物体放在患者熟悉的固定地方,减少患者的慌乱;(2)提供单通道信息及正确信息;(3)不断观察患者独立行为的安全性,阻止不希望的行为;(4)调整患者的工作以符合其能力,并使他们在最佳时刻工作。

参考文献

[1] 朱晓峰,朱长庚.钙调控与癫痫.国外医学神经病学神经外科学分册,1997,24(4):181-184.

[2] Marshall D.Coldin.外科患者的监护.鲁泽清,张延龄译.北京:人民卫生出版社,1988:43-83

[3] 樊寻梅,何庆忠.实用急救与危重症抢救技术.北京:人民卫生出版社,2000:99-121.

[4] 苏鸿熙.重症加强监护学.北京:人民卫生出版社,1996:206-227.

[5] 佘守章.临床监测学.广州:广东科技出版社,1997:1-17.

[6] 王一山.实用重症监护治疗学.上海:上海科学技术文献出版社,2000:151-186.

[7] 王朋霄,薛波.新编危重症监护治疗技术.济南:山东科学技术出版社,2001:92-154.

[8] 江学成.危重疾病严重程度评分临床应用和意义.中国危重病急救医学,2000,12(4):195.

[9] 孟新科,邓跃林.APACHE评分系统的研究及展望.中国急救医学,2001,21(7):430.

[10] 冯文明.APACHE11评分法对急性重症胆管炎的评估价值.中国现代医学杂志,2000,10(3):55

[11] 黄文庆,张孟贤,王江桥,等.APACHEm评分对危重患者病情预后评估的价值.中国危重病急救医学,2000,12(11):694.

[12] 陈清棠.脑卒中患者临床神经功能缺损程度评分标准(1995).中华神经科杂志,1996,29:381

[13] 张国瑾,赵增荣.国外脑血管疾病研究进展.北京:中国医药科技出版社,2000:301

[14] 王文昭,邵福源.脑缺血与线粒体异常.国外医学脑血管疾病分册,1999,7(6):262-265.